神経内視鏡治療
スタート&スタンダード

編集
伊達 勲
岡山大学大学院医歯薬学総合研究科脳神経外科学教授

MEDICAL VIEW

本書では，厳密な指示・副作用・投薬スケジュール等について記載されていますが，これらは変更される可能性があります。本書で言及されている薬品については，製品に添付されている製造者による情報を十分にご参照ください。

Neuroendoscopic Treatment : Start & Standard

（ISBN 978-4-7583-1848-8 C3047）

Editor：Isao Date

2019.1.10　1st ed

ⒸMEDICAL VIEW, 2019
Printed and Bound in Japan

Medical View Co., Ltd.
2-30 Ichigayahonmuracho, Shinjyukuku, Tokyo, 162-0845, Japan
E-mail　ed＠medicalview.co.jp

序　文

　日本神経内視鏡学会の会員数が2,000名を越えました。日本脳神経外科学会の関連学会のなかで会員数が毎年大きく右肩上がりになっている学会の1つが日本神経内視鏡学会です。年次学術総会には多くの若手の脳神経外科医が参加し，いかにこの分野が注目を集めているかを感じます。新たに神経内視鏡治療を学びたい，そして治療に活かしたいという医師は確実に増加しています。外科手術は低侵襲性を求められる時代になりました。神経内視鏡による外科治療は，脳神経血管内治療と並んで患者への負担を軽減できる治療手技です。

　水頭症，脳内血腫，下垂体腫瘍などに対する神経内視鏡治療はすでに保険収載され，治療の第一選択になっています。そして神経内視鏡治療の適応はさらに広がりつつあります。この治療法のスタートを切るために参考となる書籍，スタンダードのテクニックをわかりやすく書いた書籍が求められています。本書は，「神経内視鏡をこれからはじめる，あるいははじめたばかりで手技の上達を目指す医師のための書籍」を企図し，神経内視鏡による手術機会の多い疾患を中心に解説する入門的な書籍です。一方で「スタンダード」に表されているように，すでに神経内視鏡の技術を一定レベルまで習得している医師も，現在のスタンダードを学ぶことができます。

　前半の「スタート編」では神経内視鏡の歴史，現状分析から入り，セットアップやトレーニング，手術の際知っておくべき解剖・内分泌の知識，ハンズオンセミナーや技術講習会でよく取りあげられる機器の知識と扱い方および基本手技など，手術開始までの流れが入門者にもわかりやすく，項目立てられています。そして後半の「スタンダード編」では，症例数の多い疾患を中心に，現在のスタンダードな治療手技が解説されています。いずれも，図や写真を豊富に使い，理解しながら読み進んで行きやすいと思います。

　本書は手術手技を中心に解説されていますが，実は神経内視鏡の分野は，機器自体，あるいは周辺の道具の開発が進んでいる分野であることを忘れてはならないでしょう。これが若手医師を引きつける魅力ともなっています。より細径の神経内視鏡はワーキングスペースを広げ，3D，4Kなどの超高画質・立体画像の発展で手術の正確度・安全度はますます向上しています。本書でスタート＆スタンダードをマスターし，さらにその上のレベルに進んでいただきたい。本書の発行所のメジカルビュー社から，近々，『新NS NOW』シリーズ「Advanced神経内視鏡手術」の発行が予定されていて，より高いところを目指す読者の期待にお応えできると思います。本書で学んだ神経内視鏡技術が，多くの患者さんを助ける道に通じると信じています。

2018年11月

岡山大学大学院医歯薬学総合研究科脳神経外科学教授

伊達　勲

目　次

I スタート編

神経内視鏡をはじめる人のために	伊達　勲	8
神経内視鏡手術のセットアップと周術期管理	黒住和彦，ほか	14
神経内視鏡手術のoff the job training	石井雄道	24
神経内視鏡手術や必要な解剖　脳室系	喜多大輔	30
神経内視鏡手術や必要な解剖　下垂体・頭蓋底	鰐渕昌彦	40
内視鏡的下垂体手術に必要な内分泌の知識	稲垣兼一	50
神経内視鏡手術の基本操作	後藤剛夫	56

II スタンダード編

水頭症と第三脳室底開窓術	井原　哲	66
くも膜囊胞	下地一彰	76
脳内血腫	山本拓史	90
下垂体手術	阿久津博義	102
脳室内腫瘍生検と摘出	亀田雅博，ほか	116
内視鏡支援手術	吉岡秀幸，ほか	132
脊髄手術と内視鏡	新　靖史	144
神経内視鏡手術のリスクマネジメント	中島伸幸，ほか	158
Endoscopeからexoscopeへ，そして3D heads-up surgeryへ	伊達　勲	174

索　引　　　　　　　　　　　　　　　　　　　　　　180

執筆者一覧（敬称略）

■ **編集**

伊達　勲　　　岡山大学大学院医歯薬学総合研究科脳神経外科学教授

■ **執筆者**（五十音順）

伊達　勲	岡山大学大学院医歯薬学総合研究科脳神経外科学教授
黒住和彦	岡山大学大学院医歯薬学総合研究科脳神経外科学准教授
石井雄道	東京慈恵会医科大学脳神経外科学准教授
喜多大輔	横浜栄共済病院脳卒中診療科・脳神経外科部長
鰐渕昌彦	札幌医科大学脳神経外科准教授
稲垣兼一	岡山大学大学院医歯薬学総合研究科腎・免疫・内分泌代謝内科学准教授
後藤剛夫	大阪市立大学大学院医学研究科脳神経外科学講師
井原　哲	東京都立小児総合医療センター脳神経外科医長
下地一彰	順天堂大学大学院医学研究科脳神経外科学准教授
山本拓史	順天堂大学医学部附属静岡病院脳神経外科教授
阿久津博義	筑波大学医学医療系脳神経外科講師
亀田雅博	岡山大学大学院医歯薬学総合研究科脳神経外科学
吉岡秀幸	山梨大学大学院医学工学総合研究部脳神経外科学部内講師
荻原雅和	山梨大学大学院医学工学総合研究部脳神経外科講師
木内博之	山梨大学大学院医学工学総合研究部脳神経外科教授
新　靖史	大阪警察病院脳神経外科副部長
中島伸幸	東京医科大学脳神経外科講師
三木　保	東京医科大学医療の質・安全管理学主任教授

I
スタート編

I. スタート編

神経内視鏡をはじめる人のために

伊達　勲　岡山大学大学院医歯薬学総合研究科脳神経外科学

　脳神経外科のサブスペシャリティーのなかで若手脳神経外科医の参入が多い分野の1つが神経内視鏡である。日本は世界で最初に神経内視鏡の分野に取り組んだ国の1つであり，1994年には第1回の日本神経内視鏡学会（当時は研究会）が開催されている。2018年には第25回の開催と，すでに四半世紀が経過している。また，技術認定制度も2011年に導入され，その講習会の申込みは大変人気が高い。

　本書は「スタート＆スタンダード」と謳っているように，これから神経内視鏡による手術を本格的にはじめようとする医師を主な読者対象としているが，すでに神経内視鏡に取り組んでいる医師にとっても現時点でのスタンダード手技を学ぶことができる構成となっている。

　何事もスタートに当たっては，まずその分野の現状を知ることが大切である。本項ではそれぞれの神経内視鏡分野での現状をおおまかにまとめ，将来を考える。

● 神経内視鏡の簡単な歴史

　1910年，最初に神経内視鏡（実際は膀胱鏡の転用）を脳神経外科の手術に用いたのは，L'Espinasseであり，水頭症の2幼児に対して，脈絡叢凝固術を行った。Walter Dandyは1922年に同様に内視鏡を用いて脈絡叢手術を行っている。1923年にはMixterがはじめて第三脳室底開窓術（endoscopic thirdventriclostomy；ETV）を成功させた。この患者は9カ月の女児で非交通性水頭症患者であった。

　その後，1952年にNulsenとSpitzが水頭症に対する脳室からのシャント術を発表し，水頭症に対する神経内視鏡アプローチはほぼ使われない手段となり，それは1970年代まで続いた。脳神経外科医は水頭症の治療としてのETVにはずっと関心をもっていたため，神経内視鏡の映像が改善された1970年代後半に，再び神経内視鏡を用いてのETVが行われるようになった。

　Vriesは1978年，いわゆる軟性鏡を用いてETVが行えることを発表した。1990年にJonesらは24人のさまざまなタイプの水頭症患者にETVを行い，50％の患者をシャントフリーにできた，と報告している。1994年には同グループがさらに症例を積み重ね，103人の水頭症患者の61％で改善効果があったことを報告している。現時点では，ETVは中脳水道の狭窄による水頭症，あるいは中脳水道を圧迫するmassによる水頭症に対して行われ，シャントフリーとなる率は80～95％にまで上昇している。

　なお，下垂体手術や血腫除去術に関してはそれぞれの分野の項に記載する。

水頭症に対する神経内視鏡の現状

前述のように現時点では非交通性水頭症，特に中脳水道狭窄によるものの治療の第一選択はETVになっている。小児の水頭症については，2009年にはKulkarniがETV success score（ETVSS）を発表し，患児の年齢，水頭症の原因，以前にシャント手術を受けているかどうか，のスコアによる点数で，ETVの成功率を予測できるようになった。

水頭症に関連する病態での神経内視鏡の治療応用についても報告が増えている。側脳室がisolateされ水頭症を呈している場合に内視鏡によるseptostomyが行われる。第四脳室がtrapされた状態になっている場合に，内視鏡によるaqueductoplastyあるいはそれに加えて中脳水道へのステント留置が行われたり，そのほかの脳室の通路，すなわちMonro孔，Magendie孔などもplastyの対象となることがある。

そのほか，脳室シャントチューブの入れ替えについても，特にチューブの先が脈絡叢に絡まってそのまま抜去すると出血のリスクが高い場合など，内視鏡の併用で安全にチューブを入れ替えることが可能である。

下垂体手術から頭蓋底へ

この手術は硬性鏡を使って経鼻的に行われる。Carrauらは1996年，硬性鏡を用いた経鼻的，経蝶形骨洞的下垂体手術を発表した。下垂体腺腫に対する手術は現在ではほとんどのケースが神経内視鏡を使って経鼻的に行われるようになっている。症例に応じて，両側の鼻孔を用いる場合，鼻鏡を挿入して行う場合，鼻鏡を使わない場合など，modificationを要する。

経鼻的経蝶形骨洞手術について，日本では機械（holder）による内視鏡を保持するシステム（EndoArmやユニアーム）がよく使われ，1人の術者が2 handsで手術を行う場合が一般的である。しかしながら，多くの諸外国では1人の術者が内視鏡をホールドし，もう1人の術者が2 handsで手術を行う，いわゆる4 hand techniqueが一般的である。

下垂体手術の経験が増えるにつれ，髄液漏を起こさないためのトルコ鞍底部の修復術も確実に行えるようになる。そして，現在では，経鼻的内視鏡手術を用いて，頭蓋底の広い範囲に対する手術が行われるようになっている。論文上では，前方は前頭蓋底のcrista galliから，後方はC2付近まで経鼻的内視鏡手術で行った報告が存在する。経鼻的の手術は低侵襲であることは確かだが，広い範囲の手術を行うほど，髄液漏の可能性が高くなり，その手技について確実な自信をもてるだけの経験を積む必要がある。

脳内血腫

　脳内血腫に対する神経内視鏡を用いた血腫除去術が最も多く行われている国は日本ではないかと思われる。Nishiharaらが2000年に透明シースを用いた神経内視鏡による脳内血腫除去術を発表し，手術手技が標準化された。手技自体は，脳室内血腫についても応用可能であり，小脳出血に対して同様の手術を行った例も報告されている。

顕微鏡支援内視鏡手術

　顕微鏡手術のアシストとして神経内視鏡を用いることもよくある。顕微鏡はみようとする対象物から一定の距離を保たないとフォーカスが合わないうえ，視野の方向は基本的にはまっすぐ，すなわち0°である。一方神経内視鏡は，観察したい対象物のすぐ近くにまで対物レンズをもっていくことができるため，大変細かな画像も得られることができるうえ，0°の視野角だけではなく，30°，70°など必要に応じて顕微鏡の死角部分を観察することも可能なことから，顕微鏡手術の助けになることが多い。

　よく用いられる方法としては，
- 脳動脈瘤の裏に隠れている穿通枝を閉塞することがないようにクリッピングを行う，
- 視神経周辺の腫瘍の摘出術に際して，視神経の裏側に腫瘍が残存していないかを観察する，
- 聴神経腫瘍の手術に際して開放した内耳道内の一番奥のところに残存腫瘍がないかどうかを観察する，
- 三叉神経痛，顔面痙攣に対する微小血管減圧術に際して，最初にこれらの神経のroot entry zoneあるいはroot exit zoneを内視鏡で観察し，責任血管の圧迫部位と程度を確認したうえで手術を続行する。責任血管のtransposition施行後，再度神経内視鏡で確実に減圧できたかを確認する，

などの手技に大変有用である。

　また，顕微鏡下で，EndoArmのように固定器を使ってホールドした状態で手術を行うので術者は両手をフリーに使うことができる。手術操作は通常術者の前方に天吊りモニタ画面を2つならべ，必要に応じてそれらを見比べながら行う。われわれはこれをハイブリッド手術とよんで発表している。また，内視鏡用に小さなモニタをすぐ横におくこともある(図1)。

図1　顕微鏡と神経内視鏡を同時に観察するためのセッティング

a：天吊りモニタを2つ並べ，左は顕微鏡の画像，右は内視鏡の画像となっている。これらを同時に見比べながら手術を行う。
b：顕微鏡のすぐ右前に小さな内視鏡用観察モニタをおく方法。顕微鏡をのぞいている視野を少し右にずらすと内視鏡の視野を確認できる。

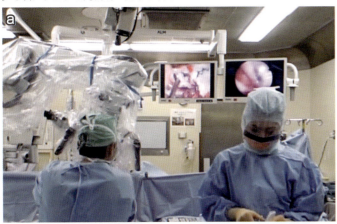

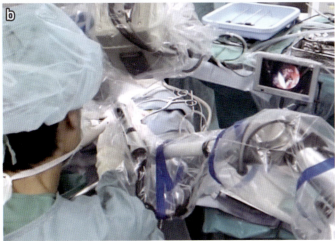

● Exoscope

　内視鏡の英語はendoscopeである。内視鏡はある空間のなか(例えば鼻腔，脳と頭蓋底の隙間)に入れていって対象物をみるが，これを外からみるようにすると「外視鏡」ということになる。英語ではexoscopeである。以前からexoscopeは存在し，一部の施設では脊髄の手術に使われていたし，われわれも開頭術で顕微鏡が入るまでの術野を医学生・研修医にみやすくするためにexoscopeを用いてきた。

　最近このexoscopeが3D仕様となったため，従来の顕微鏡に取って代わって開頭術の最初から最後までexoscopeで手術が行えるようになった。手術は3D専用の眼鏡をかけ，正面においた3Dモニタをみながら行う，いわゆるheads-up surgeryである。この手術方法はテレビゲーム世代の若手脳神経外科医にとっては大いに魅力的に感じるのではないかと思われる。筆者の経験は本書の「Endoscopeからexoscopeへ，そして3D heads-up surgeryへ」の項(p.174)に詳しく述べる。

神経内視鏡技術を学ぶ環境

　神経内視鏡技術を学ぶ環境について，大切な点がある．内視鏡の先で行われている道具の動きなどの観察が大切なことは当然であるが，実際に内視鏡を操作するに当たってそれと同様，あるいはそれ以上に大切なのは，術者が手元でどのような操作をしているかの手の動きである．岡山大学では，天井モニタを多く用いて（図2），あるいは図3のように必ず手元をモニタするようにしている．

図2　内視鏡手技の指導時
モニタを多く使う．②と④のモニタで実際の内視鏡での処置をみて学ばせるが，大切なのは術者の手の動きを写している①のモニタである．

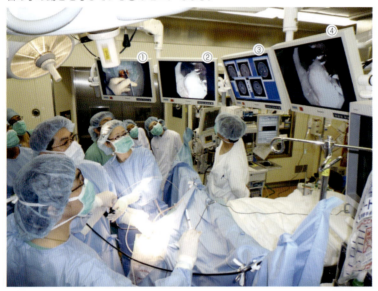

図3　術者の手元を写す
左にある内視鏡画面自体に加えて，右にある術者の手元を写す画面（カメラ）が神経内視鏡手技を学ぶのに重要である．

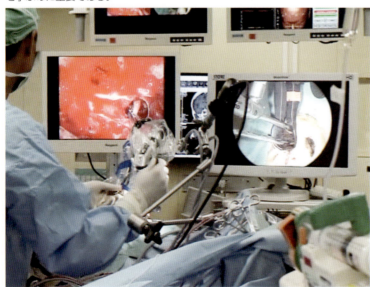

文献

1) Li KW, Nelson C, Suk I, et al. Neuroendoscopy: past, present, and future. Neurosurg Focus 2005; 19: E1.
2) Kulkarni AV, Drake JM, Mallucci CL, et al. Endoscopic Third Ventriculostomy in the Treatment of Childhood Hydrocephalus. J Pediatr 2009; 155: 254-9.
3) Carrau RL, Jho HD, Ko Y. Transnasal-transsphenoidal endoscopic surgery of the pituitary gland. Laryngoscope 1996; 106: 914-8.
4) Nishihara T, Teraoka A, Morita A, et al. A transparent sheath for endoscopic surgery and its application in surgical evacuation of spontaneous intracerebral hematomas. J Neurosurg 2000; 92: 1053-5.
5) Ichikawa T, Ohtani Y, Ishida J, et al. Hybrid microscopic-endoscopic surgery for craniopharyngioma in neurosurgical suite. World Neurosurg 2016; 85: 340-8.
6) 市川智継, 伊達 勲. 周術期画像情報管理システムの導入. 脳外速報 2011; 21: 304-9, 420-5.
7) 市川智継, 伊達 勲. 脳神経外科を学びやすい手術室. 新NS NOW No.9, メジカルビュー社, 2017, p122-33.

I. スタート編

神経内視鏡手術のセットアップと周術期管理

黒住和彦，伊達　勲　岡山大学大学院医歯薬学総合研究科脳神経外科学

　神経内視鏡手術において，体位，器械の配置などのセットアップは，内視鏡や手術器械を自在に操作するために大変重要である。また，神経内視鏡手術の適応である脳室内病変や下垂体病変において，周術期の脳圧，ホルモン，電解質などのコントロールは手術を成功させるために重要である。本項では神経内視鏡手術のセットアップと周術期管理について概説する。

● 神経内視鏡の種類：軟性鏡と硬性鏡

　一般的には神経内視鏡は軟性鏡と硬性鏡に分かれる(図1)。

　軟性鏡は，グラスファイバーを用いて像を分割した後，再度これを集め全体像を作るファイバースコープ，先端に小型ビデオカメラ(CCD)を内蔵してグラスファイバーの代わりに映像を電子的な信号に変換して映像を作るビデオスコープがある(図1a)。特に脳室内操作に優れていて，先端部の可動性を利用して脳室内の広い範囲を観察することができ，作業用チャネルから鉗子や凝固子を挿入することにより脳室内で処置を行うことができる。軟性鏡を用いた手術手技としては，第三脳室底開窓術(endoscopic thirdventriclostomy；ETV)，中脳水道開窓術，くも膜嚢胞開窓術，脳室内腫瘍生検・摘出がある。

　硬性鏡はレンズ鏡であるため，ファイバースコープよりも鮮明な画像が得られる(図1b)。シャフトの柔軟性や先端の可動性がないため直線的なアプローチが必要であるが，初心者でもorientationがつきやすい。しかしながら，シャフトが直線的であるため操作範囲が限られ，可動性に乏しく，無理をすると脳実質を損傷する危険がある。硬性鏡には直視用のほかにも側視用(30°，70°，120°など)のものもある。

　硬性鏡を用いた手術手技としては，経蝶形骨洞手術，脳内または脳室内腫瘍生検・摘出がある。ETVなどでも硬性鏡を使用する場合がある。

　硬性鏡については，内視鏡と固定用の架台アーム，TV装置を一体化したシステムであるEndoArm(オリンパス，図1c)や，最近では3D内視鏡，4K内視鏡(図1d)などもある。

図1　軟性鏡と硬性鏡

a：軟性鏡(オリンパス)。
b：硬性鏡(KARL STORZ)。
c：EndoArm(オリンパス)。
d：4Kシステム。

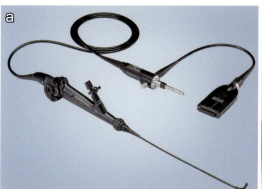
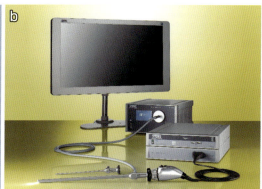
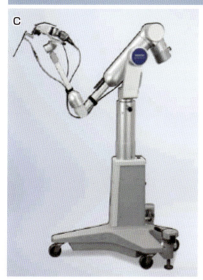
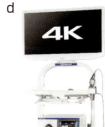
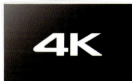
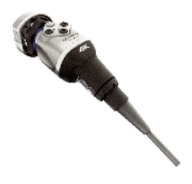
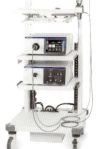
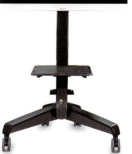

4KUHDイメージングシステム　　4K対応液晶モニタ（55インチ）　　4Kカメラヘッド

セットアップと周術期管理

軟性鏡を用いた脳室内腫瘍や水頭症に対する神経内視鏡手術

　非交通性水頭症に対する手術法であるETVや中脳水道開窓術，脳室内腫瘍生検術時におけるセットアップと周術期管理について述べる。

セットアップ

　当手技については軟性鏡を用いることが多く，軟性鏡のセットアップとなる。術者が内視鏡を操作しやすいように助手やモニタの位置を決める（図2）。左に術者，右に助手となるように立ち，マルチモニタがあれば，術者，助手おのおのがみえるような配置とする。ナビゲーション画像を確認する場合，術者の体，顔の位置を変えなくてもすむ配置にしておく（図3a）。患者は，仰臥位，正中位で頚部をやや屈曲し馬蹄型ヘッドレスト上に固定する。術中，術後の脳室内空気貯留を最小限に抑えるために，手術台背板を挙上して穿頭部が頂点に近い状態となるようにする。

　病変によって変形のみられる脳室，あるいは水頭症を併発していない小さめの脳室への穿刺が必要な場合には，ナビゲーションの使用が有用である。特に，磁場式ナビゲーションであるStealthStation S7は，頭部を固定せず，フレキシブルな先端をもつナビゲーションプローブを使用することにより，確実な脳室穿刺を可能とし，小児例にも使用される（図3b）[1]。

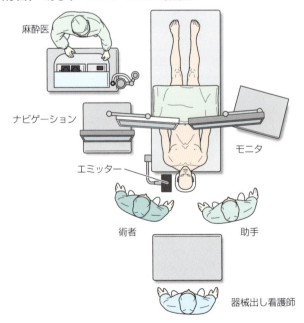

図2　軟性鏡を用いた神経内視鏡手術における術者，助手，モニタなどの配置

図3 磁場式ナビゲーションシステムと脳室内腫瘍や水頭症に対する神経内視鏡手術

a：術中風景。
b：磁場式ナビゲーションS7。

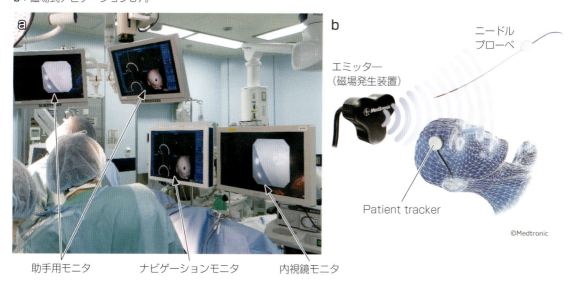

周術期管理

術前管理

　水頭症のコントロールをする。手術まで，あるいは，脳圧を下げるためにグリセオール200mL×2～3回，ヘッドアップを20～30°とする。頭蓋内圧亢進症状，Cushing現象，意識障害を生じている場合には緊急手術とする。術前画像で，脳底動脈や第三脳室底の位置関係，血管走行を十分に検討しておく。

術中管理

　術中出血については，出血をした場合は灌流液による洗浄，バルーンカテーテルによる圧迫止血を行う。動脈性出血の場合，闇雲に内視鏡を動かさず，irrigation routeを保つ。麻酔科医に依頼して血圧を下げてもらう。

　水頭症の場合には，髄液が抜けたときに血圧が下がる場合があり，麻酔科医に急激に血圧が下がる可能性があることを伝える。

　髄膜炎を予防するために，清潔な手術操作，迅速な手術手技，皮膚合併症（髄液漏など）を起こさないようにする。帽状腱膜固定による皮下自由腔形成の予防，穿頭部の十分な閉鎖，骨膜による被覆を行う。

術後管理

①発熱

　術後1～3日後に生ずる場合があり，解熱薬にて様子をみる。術後の発熱を予防するには術中の洗浄に人工髄液（アートセレブ®）を使用する。

②髄膜炎

　抗生物質全身投与は術前直前から開始し，術後1～3日継続する。

硬性鏡を用いた脳室・脳実質内腫瘍に対する神経内視鏡手術

硬性鏡を用いた脳室・脳実質内腫瘍生検術,摘出術時におけるセットアップと周術期管理について述べる。

▶セットアップ

当手技については硬性鏡を用いる場合が多い。術前,MRI,CTなどで,適切なアクセスルートを術前に十分検討しておく。また,腫瘍の発生部位,栄養血管の走行,手術の目的などを考える。

側脳室前角部,側脳室体部,および第三脳室病変に対しては頭部を正中位とし,前角穿刺を行う。側脳室後角部病変には,仰臥位で同側の肩を枕などで挙上し,頭部を90°回転して後角穿刺を行う。シースはViewSite™を使用する(図4a)。腫瘍の大きさ,性状,位置に合わせてシースを選ぶ。

ナビゲーションシステムは顕微鏡とも併用することがあるため,光学式ナビゲーションを使用する場合が多い。プローブに赤外線反射素材が取り付けられている。手術台に患者頭位を示す赤外線マーカーユニットが固定され,これらのマーカーからの赤外光をカメラで受光し,患者頭位に対するプローブ先端の相対的位置・方向を計測する。これを表示することにより,高精度かつ連続的ナビゲーションが可能となる[2]。

術者が内視鏡を操作しやすいように助手やモニタの位置を決める(図4b)。EndoArmを使用するか,または,ユニアーム(図4c,三鷹光器)にて内視鏡を固定する。仰臥位,正中位で頸部をやや屈曲し3点ピンにて固定する。皮膚切開,頭の角度は術前ナビゲーション画像によりシミュレーションしておく。

▶周術期管理

術前・術中管理については,前述の管理に準ずる。

術後管理

前述の管理に準ずるが,追加として術後出血,脳浮腫に対する予防として以下に述べる。

①術後出血

脳室内腫瘍は残存腫瘍がある場合,術後出血をきたしやすい。術直後CTで確認が必要であり,血圧のコントロールを行う。

②脳浮腫

グリセオール200mL×2〜3回/日を投与する。

図4 硬性鏡を用いた脳室・脳実質内腫瘍に対する神経内視鏡手術
a：ViewSite™。
b：術中風景。
c：ユニアーム（三鷹光器）。

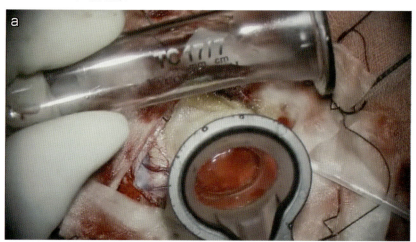

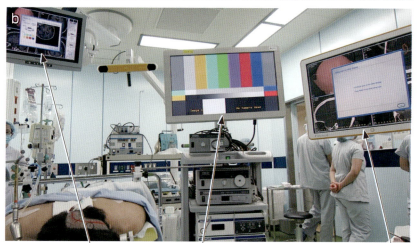

助手用モニタ　　内視鏡モニタ　　ナビゲーションモニタ

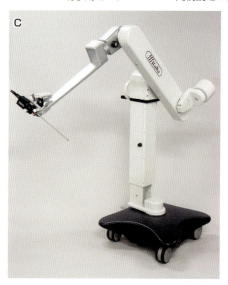

下垂体部腫瘍に対する神経内視鏡手術のセットアップと周術期管理

▶セットアップ

　当施設では固定器を用い2 hands(術者1人のことをいう。術者が2人の場合は4 handとよぶ)で行っている。術者の左に内視鏡固定器(ユニアーム)をおき，患者左側に器械出し看護師を配置する(図5)。麻酔器は患者左下におく。内視鏡モニタは頭側におくが，頭側左側におくと術者は楽な体制で手術が可能である。モニタは有機ELモニタ(SONY)を使用している(図6a)。通常の液晶モニタより色を正確に表現したり，動きの速い映像を鮮明に映し出したりできる。助手は術者の後側に立ち，吸引などのサポートをする(図6b)。患者は仰臥位とし，頭部は10～15°挙上させ，途中静脈性出血が多い場合はさらに挙上するため，挙上できるかどうか術前に確認しておく。

図5　下垂体部腫瘍に対する神経内視鏡手術における術者，助手，モニタなどの配置

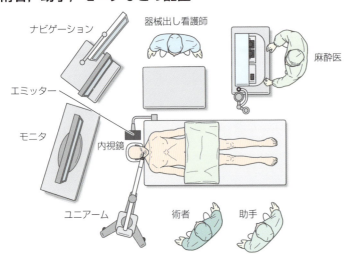

図6　下垂体部腫瘍に対する神経内視鏡手術に使用するモニタ，手術機器

a：有機ELモニタ(Sony)。
b：術中風景。

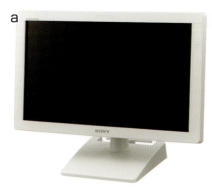
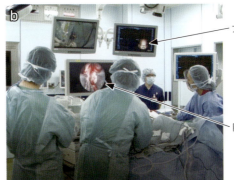

磁場式ナビゲーションは，磁場発生装置(エミッター)を用いて手術領域内に磁界(フィールド)を作り，磁場センサー(patient tracker)の位置を認識することによりナビゲーションを行う方式であるが(図3b)，セッティングは簡便であり数分で完了する。頭部を馬蹄に固定して，額にシールタイプのpatient trackerを貼る。Patient trackerは常時エミッターの基準点として機能する。貼りつけ位置は左前額部とする。最近では，剥がれにくいnon-invasive patient tracker(図7a)を使用している。また，磁場への影響を少なくするために鼻鏡はチタン製のものを使用している(図7b)。

　術中視機能モニタリングとして視覚誘発電位(visual evoked potential；VEP)モニタリングを行っている。高輝度LED網膜刺激装置を両眼に貼付し，後頭部に電極を刺す。さらにbispectral index(BIS)モニタなども先に貼っておく。磁場式ナビゲーションを使用する場合には，電極などが付いた状態でレジストレーションするほうが精度が上がるため，モニタリングが必要であれば磁場式ナビゲーションセットアップ前に取り付けを行っておく。

　VEPと同時併用する場合は，ある程度の距離を離さなければVEPにノイズが乗るため，patient trackerを貼付した位置から約20～25cm離れた位置にエミッターを配置する(図7c)[3]。フレキシブルなニードルプローブには小型化されたコイルがプローブの先端に装着されており，先端位置のリアルタイムなトラッキングが可能である。深部腫瘍手術の場合，深部の構造物の位置を確認することができる。

　内視鏡は硬性鏡を用いており，2.7mmの0°，30°，70°または，4mmで0°，30°のラインナップを準備する。

図7　下垂体部腫瘍に対する神経内視鏡手術のセッティング

a：Non-invasive patient tracker。
b：チタン製鼻鏡。
c：磁場式ナビゲーションとVEP併用するためにpatient trackerとエミッターとの距離を20～25cmで配置する(文献3より引用)。

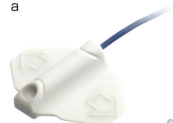
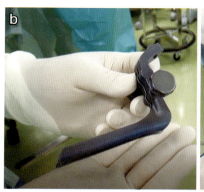
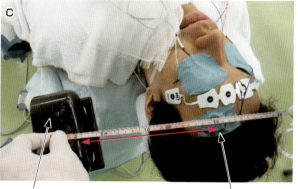

エミッター　　　Patient tracker

▶術期管理

術前管理
採血にて術前ホルモン補充の要否を決定する。

術中管理
ヒドロコルチゾン50〜100mgを術直前に投与する。術中は尿崩症に注意する。髄液漏を防ぐため，脂肪，筋膜，粘膜弁を使用し，多層再建する。スパイナルドレナージを留置する場合もある。

術後管理
ヒドロコルチゾン50〜100mg投与し，術翌日以降内服（ヒドロコルチゾン10mg×2回）に切り替える。術後4〜7日目にホルモン値測定を行う。臨床経過を踏まえ術1週後以降にステロイドの減量を考慮する。

①尿崩症
　術後，成人の場合，2時間尿が500mL以上かつ尿比重が1.005未満のときにバソプレシン2u皮下注，またはデスモプレシン（ミニリンメルト®）内服を行っている。

②低Na血症
　術後4〜5日よりきたす場合があり，術後4〜7日には採血にて電解質を確認し，Na値が低いようであればNaの補充を行う。

③髄液漏
　安静を保ち，必要であればスパイナルドレナージを挿入する。髄液漏が続くようであれば再手術を行う。

④鼻出血
　耳鼻科にて術後鼻内のガーゼ抜去，止血確認，洗浄などを行っている。

最後に

本項では神経内視鏡手術のセットアップと周術期管理について紹介した。術中,手術手技をスムーズにかつ安全に行うために十分なセットアップ,厳重な周術期管理を行っていくことが重要である。本書を参考に臨床現場に役立てていただきたい。

Start up Check
- 軟性鏡と硬性鏡の特性を十分理解する。
- スムーズにかつ安全に手術を行うことができるような,モニタ,ナビゲーションの配置考える。
- 術者自身が周術期管理の十分な知識をもつ必要がある。

文献
1) 黒住和彦, 亀田雅博, 高橋 悠, ほか. 小児脳神経外科手術における磁場式ナビゲーションの有用性. 小児の脳神経 2017; 42(1): 33-9.
2) 黒住和彦. 脳神経外科手術における光学式と磁場式ナビゲーションとの使い分け. 脳血管外科 手術器具&機器, メディカ出版, 2017. p83-8.
3) Kurozumi K, Kameda M, Ishida J, et al. Simultaneous combination of electromagnetic navigation with visual evoked potential in endoscopic transsphenoidal surgery: clinical experience and technical considerations. Acta Neurochirurgica 2017; 159(6): 1043-8.

I. スタート編

神経内視鏡手術のoff the job training

石井雄道　東京慈恵会医科大学脳神経外科学

はじめに

　内視鏡手術は，モニタに映し出された映像をみながら手術操作を行うため，安全な操作を行えるまでにある程度の修練が必要である．直視下手術と異なり，モニタから認識した情報に基づき手術操作を行うため，その特殊な環境下における"hand-eye-coordination"を養うことが手術上達につながる．特に神経内視鏡手術においては狭くて深い術野で細かい操作を行わねばならず，また損傷すると重篤な合併症につながる神経や血管に近接した部分を操作するため，手術解剖の十分な理解はもちろんのこと，より一層のトレーニングが必要である．限られた症例のなかで手術を習熟するためには，手術場以外での修練"off the job training"が有用である．本項では，神経内視鏡手術におけるoff the job trainingについて解説する．

神経内視鏡技術認定医制度について

　神経内視鏡技術認定医制度は，脳神経外科領域における内視鏡の取り扱いと基本手技を標準化するため2007年に発足した．日本神経内視鏡学会が主催もしくは認定する講習会が各地で開催されており，内視鏡の基本的な取り扱い方法から硬性鏡，軟性鏡による手術の基本手技を学ぶことができる．第一線で活躍する術者が講師となるため，これから内視鏡をはじめる者だけでなく，上達を図る者にとっても，基本的な手術操作の確認と上達のコツを学ぶことができるよい場である．

模型を用いたトレーニング

　模型を用いたトレーニングは，実際の手術に近い状況で手術操作の確認や練習ができるため非常に有用である．

　脳室内手術においては，第三脳室底開窓用のモデル（図1）があり，内部に水を満たしたウェットフィールド下における軟性鏡の操作と開窓用バルーンの操作を練習できる．穿頭部から側脳室，Monro孔を経て第三脳室へ進入し，第三脳室底の構造を確認しながらバルーンで開窓を行う，という一連の手術操作を行うことができるため，これから手術を行う術者の練習に，あるいは手術上達を図る術者の術前の操作確認に有用である．

　経鼻手術においてよく使用されるモデルは2種類で，1つはサージ・トレーナーが製造販売している"内視鏡下鼻内手術トレーニング用モデル"である．鼻内粘膜の質感や副鼻腔の骨の薄さにこだわって作製されたモデルであり，鼻中隔粘膜フ

ラップの作製や，篩骨洞開放などの練習が可能である．もう1つは大野興業が製造販売している"KEZLEX経鼻内視鏡手術用"（図2）である．KEZLEXは側頭骨や頭蓋底の骨削除をトレーニングするためのモデルであるが，ドリルによる骨削除時の感触にこだわって作製されている．経鼻内視鏡手術用モデルは，経鼻手術という狭い環境における繊細なドリリングの練習に非常に有用である．このモデルには応用編として内頚動脈損傷モデルがある（図3）[1]．実際の手術において遭遇する機会は少ないが，生命にかかわる合併症であるため，起きた際の状況と対処方法を疑似体験しておくことも必要である．なお，海外においては屍体に内頚動脈損傷を想定したシステムを組み込んだモデルに関する報告もある[2,3]．

図1　第三脳室底開窓用モデル（KEZLEX，大野興業）
内部に水を満たして使用することでウェットフィールドにおける内視鏡下の脳室内構造の観察，第三脳室底の開窓を行うことができる．

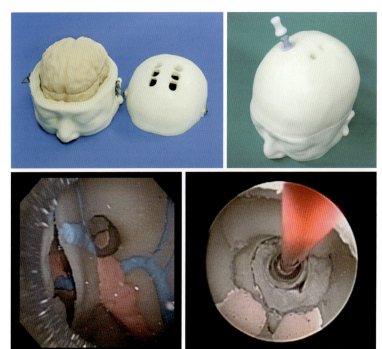

（許可を得て転載）

図2　経鼻内視鏡手術用モデル（KEZLEX，大野興業）
内視鏡下での鼻内操作と頭蓋底へのアプローチ，頭蓋底骨削除を行うことができる．

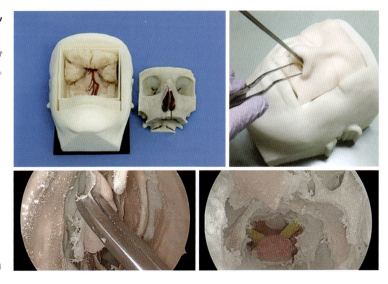

（許可を得て転載）

近年，頭蓋底閉鎖における縫合手技が髄液漏防止に有用な手技として注目されている。狭く深い術野での細かい操作となるため，習得するにはかなりの練習が必要である。このため，筆者は内視鏡下経鼻手術における縫合閉鎖に特化したモデルを作製した(図4)。このモデルは経鼻内視鏡の術野を再現したシリンダーと顔面モデルにて構成されており，両側鼻孔に加え内視鏡挿入用のポートを設けることで初学者でも内視鏡と器具が干渉しにくいようになっている。また，工業用内視鏡を用いているため卓上でも使用することができ，場所を選ばず練習が可能である。このモデルで練習することで，縫合手技だけでなく，モニタ下で細かい操作を行うという内視鏡手術の一般的な操作における"hand-eye-coordination"を養うことにもつながる。

図3　内頚動脈損傷モデル（KEZLEX，大野興業）

チューブから疑似血液を還流することで内頚動脈損傷時の状況とその対処を体験できる。

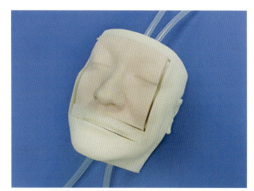

(許可を得て転載)

図4　経鼻内視鏡下硬膜縫合モデル（筆者ら作製）

顔面モデルと筒状の術野，工業用内視鏡，モニタで構成されており，場所を選ばず手技のトレーニングが可能である。全国各地でこのモデルを用いた頭蓋底閉鎖ワークショップを開催している。

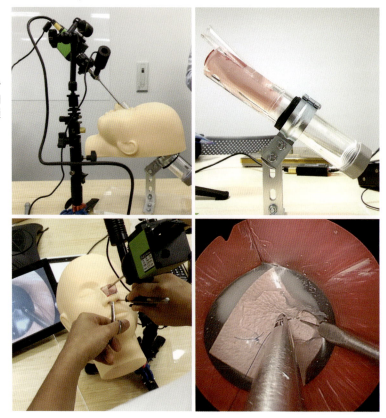

解剖によるトレーニング

　屍体解剖は正常構造を深く理解するのに非常に有用である。千葉大学脳神経外科学教室が主催する"千葉神経内視鏡ハンズオンセミナー"は、新鮮凍結献体を用いて内視鏡手術に特化した解剖セミナーを行っており、実際の手術にきわめて近い状態で行うことができるため、手術トレーニングのみでなく、安全な手術を行うための解剖理解を深めることができる。基本的な内視鏡の取り扱いから脳室内内視鏡、経鼻内視鏡、経鼻頭蓋底手術までが実習内容として組み込まれており、日本神経内視鏡学会の認定講習会にもなっている。特に経鼻手術に関しては、基本的な経鼻アプローチの方法から頭蓋底病変への拡大手術、さらに頭蓋底閉鎖のための手技までと多くのことを学ぶことができる（図5）。

図5　新鮮凍結献体を用いた経鼻内視鏡による頭蓋底の観察
実際の手術に則して解剖実習を行うことで、内視鏡下経鼻手術における頭蓋底の正常構造を理解することができる。

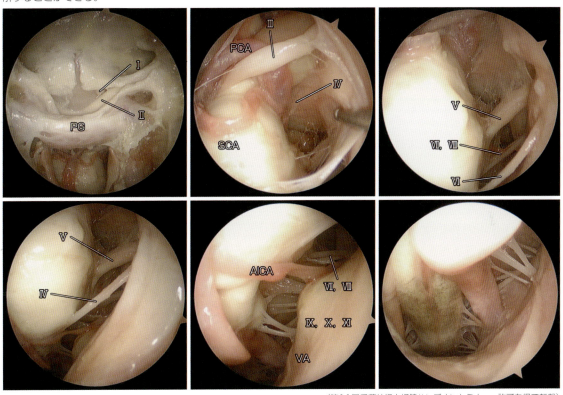

（第11回千葉神経内視鏡ハンズオンセミナー、許可を得て転載）

画像によるシミュレーション

　術前にCTやMRIなどの画像から立体的な腫瘍の進展方向や位置関係をイメージすることは，日々のトレーニングとして非常に大切である。手術ごとに術前画像検討を行うことと手術経験を積むことによって，画像をみてある程度術中所見を予測できるようになる。そのラーニングカーブには個人差があるが，筆者の経験では，同一手術を50例行うと手術の大筋がみえるようになり，100例行うと細かい状況が予測できるようになる。

　しかし1人の術者が短期間で多くの症例を経験するのは困難であることもある。これを補うためには，術中ナビゲーションを用いて適宜操作位置を確認したり，3D構築画像や3Dプリンタによるモデル作製を利用することで，少ない症例でも理解や経験を深めることができる[4-6]。最近はvirtual reality（VR）により実際の症例を体感させるシステムもある。これは，症例から得られた画像データから3D画像を構築し，術者は3D画像を回転したり，一部削除することで，手術のシミュレーションや病変の進展様式，周囲構造との位置関係の把握を行うものである。耳鼻科領域においては，副鼻腔手術において症例によりバリエーションが多く立体的な理解が難しいことがあり，VRを利用した内視鏡下経鼻手術用のシミュレーターを用いることが術前のシミュレーションとして有用であるという報告がある[7]。脳神経外科領域においてもこのようなシステムを実際に手術教育に導入している施設もあり，VRゴーグルや3D眼鏡を用いて実際の症例から得た画像データに基づき，高難度の手術のシミュレーションや若手の手術教育を行い，その効果が報告されている[8]。

おわりに

　神経内視鏡手術におけるoff the job trainingについて解説した。少ない症例で手術を習得するためには，このトレーニングにより手術手技を修練し，hand-eye-coordinationを養うことが上達につながる。モデルを用いたトレーニングは臨床使用するものと同等の内視鏡を使用しないとならないものがほとんどであるが，近年のVR技術により簡便に疑似体験や手術シミュレーションが可能となっており，症例の理解を深めるのに有用である。

Start up Check

- 模型を用いたトレーニングにより，手術の手順や基本手技の確認を行う。
- 日本神経内視鏡学会の主催・認定講習会に参加して，基本手技だけでなく第一線で活躍する術者から上達のコツを習得する。
- 術前画像から腫瘍の進展や周囲構造との関係をイメージする。
- 少ない症例で理解を深めるため，術中ナビゲーションや3D構築画像，3Dモデルなどを有効活用する。

文献

1) Muto J, Carrau RL, Oyama K, et al. Training model for control of an internal carotid artery injury during transsphenoidal surgery. Laryngoscope 2017; 127: 38-43.
2) Ciporen JN, Lucke-Wold B, Mendez G, et al. Endoscopic Management of Cavernous Carotid Surgical Complications: Evaluation of a Simulated Perfusion Model. World Neurosurg 2017; 98: 388-96.
3) Shen J, Hur K, Zhang Z, et al. Objective Validation of Perfusion-Based Human Cadaveric Simulation Training Model for Management of Internal Carotid Artery Injury in Endoscopic Endonasal Sinus and Skull Base Surgery. Oper Neurosurg 2018; 15: 231-8.
4) Agbetoba A, Luong A, Siow JK, et al. Educational utility of advanced three-dimensional virtual imaging in evaluating the anatomical configuration of the frontal recess. Int Forum Allergy Rhinol 2017; 7: 143-8.
5) Wen G, Cong Z, Liu K, et al. A practical 3D printed simulator for endoscopic endonasal transsphenoidal surgery to improve basic operational skills. Childs Nerv Syst. 2016; 32: 1109-16.
6) Hsieh TY, Cervenka B, Dedhia R, et al. Assessment of a Patient-Specific, 3-Dimensionally Printed Endoscopic Sinus and Skull Base Surgical Model. JAMA Otolaryngol Head Neck Surg 2018; 144: 574-9.
7) Varshney R, Frenkiel S, Nguyen LH, et al. National Research Council Canada. Development of the McGill simulator for endoscopic sinus surgery: a new high-fidelity virtual reality simulator for endoscopic sinus surgery. Am J Rhinol Allergy 2014; 28: 330-4.
8) Pelargos PE, Nagasawa DT, Lagman C, et al. Utilizing virtual and augmented reality for educational and clinical enhancements in neurosurgery. J Clin Neurosci 2017; 35: 1-4.

I. スタート編

神経内視鏡手術に必要な解剖 脳室系

喜多大輔　横浜栄共済病院脳卒中診療科・脳神経外科

●はじめに

　脳室内は神経内視鏡が非常に能力を発揮できる場所である一方，特異な形状を呈しているため立体構造を把握し難い部位でもある。また，水頭症や出血・炎症を経た病的状態での脳室は，正常解剖からは逸脱した姿を呈していることがあり脳室内で「迷子」になることすらある。

　本項では，脳室内での内視鏡手術を行うにあたり，基本的なランドマークと，それを形作る構造物を解説する。一見平滑な脳室壁がなにによって形作られ，その向こうになにがあるのかを理解することで，より安全な治療を行う一助となれば幸いである。

●側脳室

▶概観（図1，2）

　側脳室は5つの部分，すなわち，前角，体部，三角部，後角，下角に区分される（図1）。脳室壁は繊毛をもつ脳室上衣細胞により覆われており平滑で光沢をもつ。

　側脳室の形態を把握するうえで，上に凸型の独特な丸みは，視床（thalamus）を上方から包むことで形作られていることをまず理解しておく（図2）。さらに視床は，外側を尾状核（caudate nucleus）に，また内側を脳弓（fornix）に挟まれており，それらが側脳室の側〜下壁を形成している。下角では尾状核は扁桃核（amygdala）に，脳弓は海馬（hippocampus）へと連続する。側脳室の上面を形成するのは中央部では主として脳梁（corpus callosum），そして視放線（optic radiation）などの深部大脳白質線維である。左右の側脳室は透明中隔（septum pellucidum）で隔てられている。

▶前角（frontal horn，図5a）

　Monro孔（foramen Monro）より前方が前角である。上〜前面は脳梁膝部（genu of corpus callosum），下面は脳梁吻側部（rostrum of corpus callosum），内側面は透明中隔，外側面は尾状核頭部（head of caudate nucleus）で構成される（図3a）。脳室内では，内側面からの前中隔静脈（anterior septal vein），および外側面からの前尾状核静脈（anterior caudate vein）がみられMonro孔へ向かう。

▶Monro孔（foramen Monro，図5b）

　脳室内最大のランドマークである。Monro孔の前〜内側縁は脳弓で形成される。またMonro孔の位置で側脳室外側には内包膝部（genu of internal capsule）が接している（図4）。Monro孔後縁には側脳室体部に沿って走行する脈絡叢（choroid plexus)があり，また，外側からは視床線条体静脈（thalamostriate vein）が，また内側からは中隔静脈が合流し，Monro孔を通過後に内大脳静脈（internal cerebral vein）となる。この折り返しは静脈角（venous angle）として脳血管撮影におけるMonro孔の指標となっている。前角穿刺ではまれに左右を間違えて穿刺してしまうことがある。視床線条体静脈のほうが太くMonro孔付近まで上衣下を走行することが多い，脈絡叢は視床線条体静脈側に乗り上げていることが多い，などの指標はあるが，いずれも確実なものではない。操作に困難を感じた場合には，一度左右の確認に立ち返るべきである。

▶体部（body，図5c）

体部はMonro孔後縁から透明中隔のなくなる部位（脳梁と脳弓が接合する部位）までの範囲である。体部での側脳室底面は，脈絡叢を中心に正中側は脳弓，外側は視床で形成される（図2a，図3b，図4）。脳室体部は視床の形状に沿ってなだらかに後外側へカーブし三角部へ移行する。長期の水頭症により透明中隔に自然穿孔がみられることがある。また，左右の透明中隔の間隙には透明中隔腔（cavum septum pellucidum）が存在することがある。

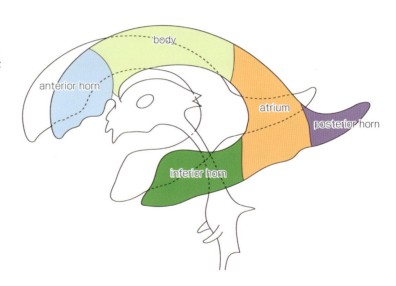

図1　側脳室の区分
anterior horn（前角），body（体部），atrium（三角部），posterior horn（後角），inferior horn（下角）

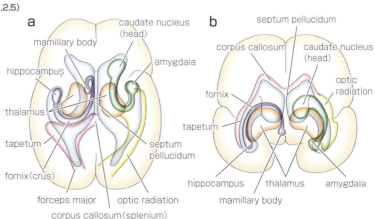

図2　側脳室を構成する構造物[1,2,5]
a：上方より。
b：前方より。
橙色：thalamus（視床）
緑色：caudate nucleus（尾状核），head（頭部），amygdala（扁桃核）
紫色：fornix（脳弓），mamillary body（乳頭体），hippocampus（海馬）
赤色：splenium of corpus callosum（脳梁膨大部），tapetum corporis（脳梁壁板），forceps major of corpus callosum（脳梁大鉗子）
黄色：optic radiation（視放線）
septum pellucidum（透明中隔）

▶三角部(atrium)および後角(posterior horn, 図5d)

　脳室内の体部から後角, 下角へと移行する部分は三角部とよばれ, 頭頂葉, 側頭葉, 後頭葉移行部の内側にあたる。上・外側壁は脳梁膨大部(splenium of corpus callosum)で構成される(図2a, 図3c)。後角は, 後頭葉内に突出する部分であり, 大きさ・形状には個人差が認められる。内側壁には上下に2つの隆起を認め, 上側は脳梁の隆起にあたる脳梁球(bulb of corpus callosum), 下側は鳥距溝の折り返しにあたる鳥距(calcar avis)から形成されている。下面には後頭葉の側副溝による折り返し部分にあたる側副三角(collateral trigone)による隆起を認める。上〜外側面は脳梁からの線維である壁板(tapetum)が覆う(図3c)。

▶下角(inferior horn)

　視床後極部にある視床枕(pulvinar)より下前方の部分である。視床を弓状に取り巻く尾状核と脳弓のうち, 尾状核に続く扁桃核が上壁を, 脳弓に続く海馬(hippocampus)が下壁を形成する。外側壁は脳梁からの線維である壁板が形成する(図2a, b, 図3d)。内側では脈絡叢が迂回槽(ambient cistern)に開く部分choroidal pointを認め, ここより内頸動脈穿通枝の前脈絡叢動脈(anterior choroidal artery)が脳室内へと入る(図5e)。

図3 　側脳室の冠状断面[1]

冠状断にて, 前角(a), 体部(b), (右)後角(c), (右)下角(d)を前方より観察する。
a: anterior horn(前角): genu of corpus callosum genu(脳梁膝部), head of caudate nucleus(尾状核頭部), rostrum of corpus callosum(脳梁吻側部)
b: body(体部): body of corpus callosum(脳梁体部), caudate nucleus(尾状核), thalamus(視床), fornix(脳弓), body of corpus callosum(脳梁体部)
c: atrium(三角部): forceps major of corpus callosum(脳梁大鉗子), bulbs of corpus callosum(脳梁後角球), calcar avis(鳥距), collateral trigone(側副三角), tapetum(壁板)
d: inferior horn(下角): caudate nucleus(尾状核), thalamus(視床), fimbria of hippocampus(海馬采), hippocampus(海馬), collateral sulcus(側副溝), tapetum(壁板)

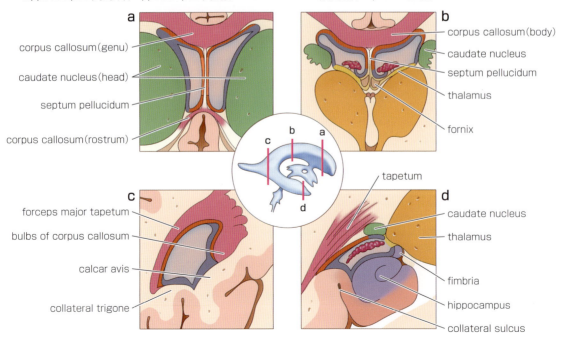

図4 側脳室と内包の関係[1)]

内包前脚は尾状核により，後脚は視床により脳室とは隔てられているが，膝部はMonro孔付近で脳室と接している。

図では右側脳室で脈絡叢および脳弓体部が取り除かれており，内大脳静脈を含む第三脳室天井部（中間帆）が観察できる。

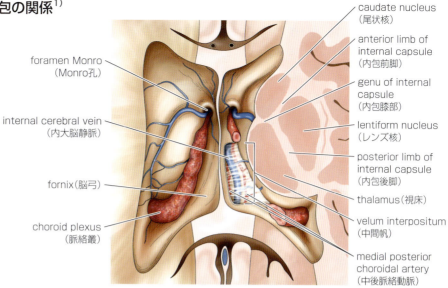

- foramen Monro（Monro孔）
- internal cerebral vein（内大脳静脈）
- fornix（脳弓）
- choroid plexus（脈絡叢）
- caudate nucleus（尾状核）
- anterior limb of internal capsule（内包前脚）
- genu of internal capsule（内包膝部）
- lentiform nucleus（レンズ核）
- posterior limb of internal capsule（内包後脚）
- thalamus（視床）
- velum interpositum（中間帆）
- medial posterior choroidal artery（中後脈絡動脈）

図5 側脳室内視鏡画像

右前角穿刺による前角（a），Monro孔（b），体部（c），体部～三角部（d），側頭葉穿刺による下角（e，金沢大学脳神経外科，林康彦准教授よりご提供）の各画像。

①anterior caudate vein（前尾状核静脈）
②anterior septal vein（前中隔静脈）
③thalamostriate vein（視床線条体静脈）
④caudate nucleus（head，尾状核＜頭部＞）
⑤fornix（脳弓）
⑥thalamus（視床）
⑦septum pellucidum（透明中隔）
⑧corpus callosum（脳梁）
⑨hippocumpus（海馬）
⑩uncus（鈎）
⑪choroid plexus（脈絡叢）
⑫choroidal point

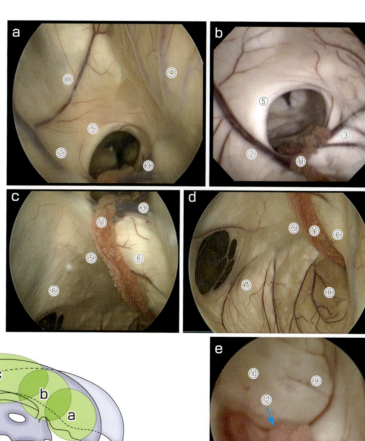

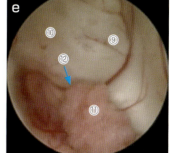

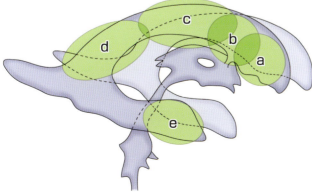

第三脳室(図7)

概観(図6a, b)

脈絡叢や内大脳動脈が走行する天井部，前大脳動脈や視交叉の後方にあたる前壁，第三脳室底とよばれる底部，中脳水道後方の後壁，視床および視床下部よりなる側壁で囲まれている。前壁～後壁方向への模式図(図6b)と内視鏡画像(図7)を示す。

天井部(roof)

Monro孔より上松果体陥凹に至る部位である。側脳室体部側より上から順に，①脳弓，②vascular layerを成す中間帆(velum interpositum)，③脈絡叢を認める。中間帆は脳室とは独立した腔であり，内部を内大脳静脈(internal cerebral vein)，中後脈絡動脈(medial posterior choroidal artery)が走行する(図4)。Monro孔より連続する左右の脈絡叢は，第三脳室腔の天井部を2条に分かれたまま走行し後壁へ至る。

前壁(anterior wall)

Monro孔より前方の部分で，上から順に前交連(anterior commissure)，終板(lamina terminalis)，視交叉(optic chiasma)により形成されている。終板の外側には前大脳動脈(anterior cerebral artery)が走行する。第三脳室と基底槽(basal cistern)を交通させるために終板を開窓することがある。

底部(floor)

視交叉の後方に，やや赤みを帯びた漏斗陥凹(infundibulum recess)が認められ，神経下垂体(neurohypophysis)である下垂体柄(pituitary stalk)へと連続する。その後方には視床下部の灰白質が集まった灰白隆起(tuber cinereum)を認める。灰白隆起は水頭症例では薄くなっており，第三脳室底開窓術の穿孔部位となる。灰白隆起の後方には，左右脳弓の前端にあたる一対の乳頭体(mamillary body)を認める。乳頭体の後方は中脳被蓋(tegmentum of midbrain)となり後方には中脳水道(cerebral aqueduct)が開口する。

後壁(posterior wall)

中脳水道後方には，前方から順に後交連(posterior commissure)，松果体陥凹(pineal recess)，手綱交連(habenula commissure)，上松果体陥凹(suprapineal recess)が認められる。

側壁(lateral wall)

第三脳室の側壁は，視床の下半分と視床下部(hypothalamus)の上半分で構成される。視床下溝(hypothalamic sulcus)がその境界を成す。両側視床をつなぐ視床間橋(interthalamic adhesion または，中間質<massa intermedia>)は欠損例も認められる。

図6　第三脳室

a：矢状断。
b：第三脳室前壁〜底部〜後壁。

天井部
①fornix（脳弓）
②velum interpositum（中間帆）
③choroid plexus（脈絡叢）

前壁
④anterior commissure（前交連）
⑤lamina terminalis（終板）
⑥optic chiasma（視交叉）

底部
⑦infundibular recess（漏斗陥凹）
⑧tuber cinereum（灰白隆起）
⑨mamillary body（乳頭体）
⑩tegmentum of midbrain（中脳被蓋部）
⑪cerebral aqueduct（中脳水道）

後壁
⑫posterior commissure（後交連）
⑬pineal body（松果体）
⑭pineal recess（松果体陥凹）
⑮habenula commisure（手綱交連）
⑯suprapineal recess（上松果体陥凹）

側壁
⑰thalamus（視床）
⑱interthalamic adhesion/massa intermedia（視床間橋）
⑲hypothalamic sulcus（視床下溝）
⑳hypothalamus（視床下部）

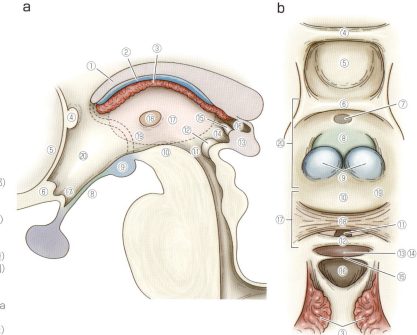

図7　第三脳室内視鏡画像

第三脳室底を前方〜後方（a〜d）へと観察している。
丸数字の番号は図6と共通。

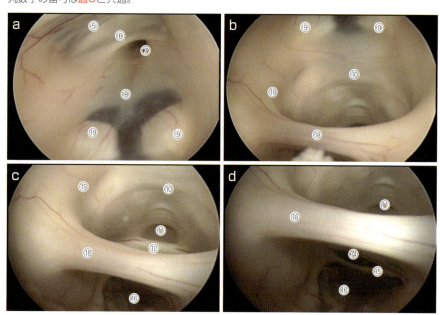

中脳水道(aqueduct, 図10a)

　中脳水道は成人では約15mmの長さである。入口部(adytum)は吻側正中側を頂点とし，背側が底辺となる三角状を呈しているが，水頭症例では中脳水道が拡大し楕円形となることもある。中脳水道は中脳背側の四丘板(quadrigeminal plate)の部位にもあたり，上丘(superior colliculus)と下丘(inferior colliculus)の高さでは生理的狭窄が認められる[7]。特に上丘の被蓋側には動眼神経核や内側縦束(medial longitudinal fasciculus)が，また下丘のレベルには滑車神経核が位置するため，内視鏡の操作には慎重を要する(図8a, d, e)。

第四脳室(図10b)

概観(図8)

　第四脳室壁は，小脳側の上部(roof)と脳幹側の底部(floor)に分かれ，矢状断では小脳側を頂点とした三角形を呈する。頭側は中脳水道に，尾側は脊髄中心管に連なり，また脳槽への開口部として，左右のLuschka孔(foramen Luschka)と正中のMagendie孔(foramen Magendie)が認められる。

上部(roof)

　上部は室頂(fastigium)を頂点として，上髄帆(superior medullary velum)，下髄帆(inferior medullary velum)によりテント状を呈している(図8a)。第四脳室の脈絡叢は下髄帆に沿ってroof側に存在し，左右のLuschka孔，Magendie孔へと連なる(図8b)。

底部(floor)

　上下左右に延びた菱形をしているため菱形窩(rhomboid fossa)ともよばれる。髄条(striae medullares)を境に，上方2/3が橋，下方1/3が延髄の背側である(図8c)。

　正中溝(medial sulcus)を挟んで左右平行に内側隆起(medial eminence)を認める。内側隆起の上部で特に隆起した部分は顔面神経丘(facial colliculus)であり，外転神経核を回り込むように顔面神経線維が走行する。内側隆起の下部，すなわち延髄背側は尾根状に三角形を呈しており(舌下神経三角：hypoglossal triangle)，ここには舌下神経核が存在する。

　内側隆起の外側は境界溝(sulcus limitans)であり，その外側には前庭神経野(vestibular area)とよばれる前庭神経核を含む隆起が存在する。前庭神経野は外側陥凹(lateral recess)へと移行し感覚神経である第Ⅷ神経がこの部より入る。第四脳室底部の下部は先端を下方に向けたペン先の形状から，筆尖(calamus scriptorius)とよばれ，その先端は閂(obex)である。この部の延髄側は脳血液関門を欠く最後野(area postrema)であり，化学物質による嘔吐中枢として知られる。

図8　中脳水道・第四脳室[2,7]

a：矢状断。
b：後方より小脳・上髄帆を除去。
c：後方より第四脳室底部（菱形窩，rhomboid fossa）。

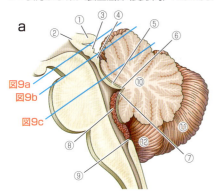
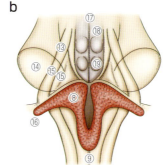
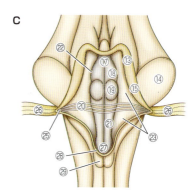

①pineal body（松果体）
②posterior commissure（後交連）
③superior colliculus（上丘）
④inferior colliculus（下丘）
⑤superior medullary velum（上髄帆）
⑥fastigium（室頂）
⑦inferior medullary velum（下髄帆）
⑧choroid plexus（脈絡叢）
⑨foramen Magendie（Magendie孔）
⑩cerebellar vermis（小脳虫部）
⑪cerebellar hemisphere（小脳半球）
⑫tonsil（小脳扁桃）
⑬superior/middle/inferior cerebellar peduncle（上・⑭中・⑮下小脳脚）
⑯foramen Luschka（Luschka孔）
⑰medial sulcus（正中溝）
⑱medial eminence（内側隆起）
⑲facial colliculus（顔面神経丘）
⑳striae medullares（髄条）
㉑hypoglossal triangle（舌下神経三角）
㉒sulcus limitans（境界溝）
㉓vestibular area（前庭神経野）
㉔acoustic tubercle（聴結節）
㉕lateral resses（外側陥凹）
㉖[Ⅶ] & [Ⅷ] nerve complex（Ⅶ，Ⅷ神経）
㉗area postrema（最後野）
㉘calamus scriptorius（筆尖）
㉙obex（閂）

図9　図8の断面での外眼筋核の位置[3]

a：上丘（動眼神経核），b：下丘（滑車神経核），c：顔面神経丘（外転神経核）での水平断。
a：oculomotor nucleus complex（動眼神経核複合体），levator palpebrae superioris（眼瞼挙筋），Edinger-Westphal nucleus（Edinger-Westphal核，動眼神経副核），median longitudinal fasciculus（MLF，内側縦束）。
b：trochlear nucleus（滑車神経核）。
c：abducens nucleus（外転神経核），facial nucleus（顔面神経核）。

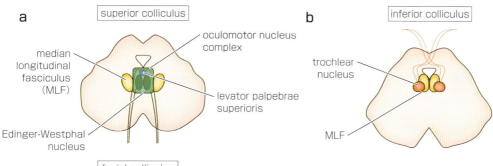
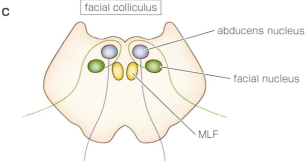

図10　中脳水道・第四脳室内視鏡画像

a：中脳水道入口部。
①aqueduct（中脳水道）
②posterior commissure（後交連）
b：第四脳室内。
③median sulcus（正中溝）
④median eminence（内側隆起）
⑤facial colliculus（顔面神経丘）
⑥foramen Magendie（Magendie孔）
⑦choroid plexus（脈絡叢，inferior medullary velum〈下髄帆〉に付着）
⑧lateral recess（外側陥凹）～foramen Luschka（Luschka孔）
⑨fastigum（室頂）
⑩superior medullary velum（上髄帆）

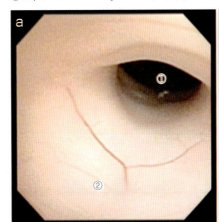
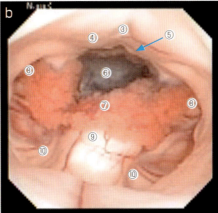

Start up Check

- 側脳室：視床，脳弓，尾状核の位置関係が形状把握に重要。Monro孔の内側は脳弓で形成され，外側には内包膝部が位置する。左右の確認を怠らないこと。
- 第三脳室：天井は脳弓，脈管層（中間帆），脈絡叢で構成される。脳槽との開窓が可能な部位は終板と灰白隆起である。
- 中脳水道：上丘・下丘の位置で生理的狭窄がある。それぞれ動眼神経核，滑車神経核の位置にあたるため無理な操作は避けること。
- 第四脳室：脈絡叢は上面の下髄帆に付着。底部は橋と延髄が髄条で境され，脳神経核に由来する隆起がみられる。

文献
1) Albert L, Rohton Jr. The supratentrial cranial space: microsurgical anatomy and surgical approaches. Chapter 5, The lateral and third ventricles. Neurosurgery 2002; 51 (supple 1): 207-42.
2) 宜保浩彦, 外間政信, 大沢道彦, 小林重明. 臨床のための脳局所解剖学, 中外医学社, 2000.
3) 後藤文雄, 天野隆弘. 臨床のための神経機能解剖学, 中外医学社, 1992.
4) 岡　秀宏, 河島雅到, 清水　曉, ほか. 脈絡裂 (choroidal fissure) 近傍の手術に必要な微小外科解剖. 脳外誌 2012; 21: 618-24.
5) 渡邉　督, 永谷哲也, 齋藤　清. 脳室内および脳室近傍腫瘍に必要な内視鏡手術解剖. 脳外誌 2013; 22: 340-8.
6) 西山健一, 藤井幸彦. 水頭症内視鏡に必要な解剖と知識. 脳外誌 2013; 22: 349-56.
7) Longatti P1, Fiorindi A, Perin A, et al. Endoscopic anatomy of the cerebral aqueduct. Neurosurgery 2007 Sep; 61 (Suppl 3): 1-5.

I. スタート編

神経内視鏡手術に必要な解剖 下垂体・頭蓋底

鰐渕昌彦　札幌医科大学脳神経外科

はじめに

経鼻経蝶形骨洞手術は，次第に適応が拡大され，sagittal planeでは前頭蓋底から斜台部，coronal planeでは翼口蓋窩から錐体骨先端部まで広くアプローチ可能となり，経鼻頭蓋底手術と称されるようになってきた。本手術を施行する際に基本となる解剖につき鼻腔，蝶形骨洞と翼口蓋窩，硬膜内の3つに分けて解説する。なお，内頚動脈はFisher分類に従って記載し，図の一部は『Photo-Atlas of Skull Base Dissection』を参照に描画した[1,3]。

鼻腔

▶鼻中隔の骨構造

鼻中隔は腹側の鼻中隔軟骨，背側の鋤骨，頭背側の篩骨垂直板で形成されている。それぞれ軟骨膜，骨膜に覆われており，それらの膜はさらに粘膜で覆われている（図1a）。鼻中隔の前方にある軟骨は後方へ延び，篩骨の垂直板と鋤骨の間に入り込み，鼻中隔軟骨の後突起を形成している（図1b）[2]。鼻中隔軟骨と篩骨正中板は，新生児では両者とも硝子様軟骨であり，生後1〜2カ月より後方から骨化した部分が篩骨正中板となる[4]。鼻中隔軟骨は思春期前より急速に発育して外鼻を挙上させ，その発育は15歳ごろまで続く[4]。鼻中隔粘膜の厚さは上下方向では中部が厚く，前後方向では前方が厚く嗅裂部は菲薄化している[4]。鋤骨の背側は左右の厚い鋤骨翼に分かれ，その間に蝶形骨稜の下端である蝶形骨吻を挟んでいる。鋤骨は頭側では篩骨鋤骨縫合，尾側は鋤骨口蓋縫合，腹側は鋤骨上顎縫合で周囲の骨と接しており，鋤骨口蓋縫合の後端は後鼻棘で終わる[2]。鋤骨の背側部はほかの骨に接することなく，鼻腔から鼻咽頭へのアーチ状の通路となっている後鼻孔の一部を形成する。

図1 鼻中隔

a：鼻中隔を左側より観察。
b：軟骨膜, 骨膜を除去し, 鼻中隔を左側より観察。

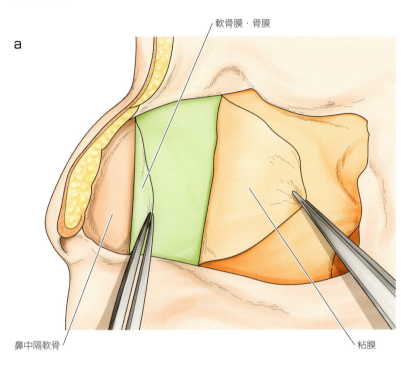

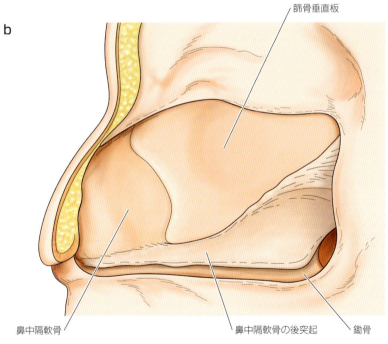

▶鼻腔外側の骨構造

鼻腔外側には上鼻甲介，中鼻甲介，下鼻甲介が存在し，嗅糸は上鼻甲介に豊富に分布している(図2a)。鼻涙管は下鼻道に開口し，耳管咽頭口は下鼻甲介背側の鼻咽頭に開口している。以下，各副鼻腔の開口につき解説する。

前頭洞，前篩骨洞，上顎洞の開口

前頭洞，前篩骨洞，上顎洞は，鉤状突起と篩骨胞の間にある前後に細長い溝である半月裂孔を介して中鼻道に開口している(図2b，c)[6]。この部分はostiomeatal complex (OMC)，またはostiomeatal unitとよばれ，中鼻甲介，眼窩内側壁(耳鼻科領域では紙様板または眼窩板ともよばれる)，後述する第三基板(中鼻甲介基部)で囲まれた領域であり，解剖学的部位を示す名称ではなく，1つの機能単位としてとらえられている。OMCの障害により前篩骨洞，上顎洞，前頭洞の排泄障害が惹起される[7]。

後篩骨洞と蝶形骨洞の開口

蝶篩陥凹は，鼻腔の後上部で中鼻甲介，上鼻甲介と鼻中隔の間にある狭い陥凹で，ここに後篩骨洞と蝶形骨洞が開口している(図2a)。蝶形骨洞前壁は外側の1/2～2/3が後篩骨洞と隔壁を共有し，内側1/3～1/2が上鼻甲介と鼻中隔の間に位置した鼻腔の後上方に面している。

基板

鼻腔の外側は篩骨洞であり，篩骨蜂巣は4～5個の隔壁により区分されている。この隔壁の基部は基板とよばれ，前方から第一基板(鉤状突起に連続)，第二基板(篩骨胞に連続)，第三基板(中鼻甲介に連続)，第四基板(上鼻甲介に連続)とよばれる。最上鼻甲介がある場合は第五基板(最上鼻甲介に連続)まで存在する。第三基板よりも腹側が前篩骨洞，背側が後篩骨洞である。篩骨洞経由で蝶形骨洞やそれよりも外側へアプローチする際には，非常に重要な指標となる。後篩骨洞が背側へ突出しているものはonodi cellとよばれる。通常，篩骨蜂巣の形状は個人差が大きく，基板が眼窩内側壁(紙様板，眼窩板)へはっきりした形で到達しているのは第三基板のみとされている。そのほかの基板については形状が複雑で眼窩内側まで届いているか否かは確認できない場合が多い。

▶鼻腔の血流

鼻腔内の血流は90％が顎動脈由来であり，頭側部は内頚動脈の分枝である前・後篩骨動脈により栄養されている[5,6]。顎動脈は近位のfirstから末梢のthirdまで3つのsegmentに分かれており，近位側より下顎部，翼突部，翼口蓋部とよばれる。この翼口蓋部で，内側に分岐するものが蝶口蓋動脈であり，蝶口蓋孔を貫通して鼻腔内へ到達したのち，内側と外側に2分岐する(後述)。

図2 鼻腔

a：鼻中隔を除去し，鼻腔右外側を斜め前方より観察。
b：中鼻甲介を頭側へ挙上し，鼻腔右外側を斜め前方より観察。
c：中鼻甲介を除去後，粘膜を頭側へ翻転し（→），鼻腔右外側を観察。

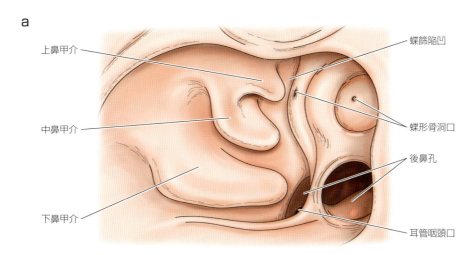

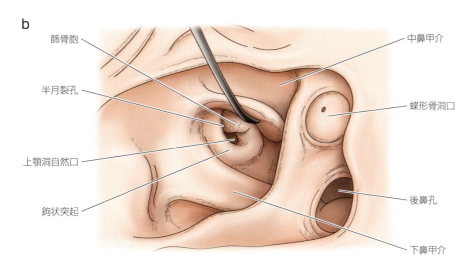

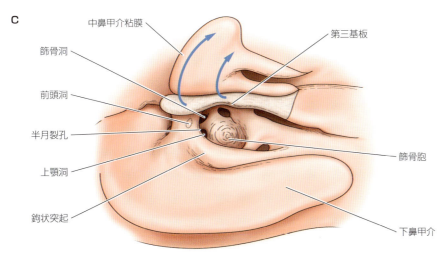

翼口蓋窩，蝶形骨洞

翼口蓋窩

　鋤骨を正面から観察すると，尾外側に蝶口蓋孔が存在し，それよりも外側が翼口蓋窩である(図3)。翼口蓋窩には正円孔と翼突管，別名vidian canalが開口しており，それぞれ三叉神経第2枝の上顎神経，翼突管神経が走行している。上顎神経は翼口蓋窩に入り，緩やかなカーブを描きながら翼口蓋神経と頬骨神経を分岐した後，眼窩下神経となる。翼突管神経は大錐体神経(顔面神経由来で上唾液核から出て中間神経に入った副交感線維からなる)と深錐体神経(上頚神経節から出て内頚動脈神経叢を通る交感線維からなる)が合わさったもので，翼口蓋窩に入った後，翼口蓋神経節を形成する。翼口蓋神経節からは後鼻枝，口蓋神経，眼窩枝，咽頭枝，涙腺の分泌神経が分岐する。経鼻手術においては内側へ分岐する後鼻枝と尾側に分岐する口蓋神経が重要となる。後鼻枝は翼口蓋神経節の内側から分岐し，蝶口蓋孔を通過して，鼻腔粘膜へ分布する。鼻中隔粘膜に分布するものが内側上後鼻枝であり，通常2，3本ある。そのうち特に長く斜め腹側に進むものが鼻口蓋神経であり，切歯管を通って口蓋粘膜前部に至る。外側上後鼻枝は上・中鼻甲介粘膜に，外側下後鼻枝は下鼻甲介と周囲の粘膜に分布する。口蓋神経は翼口蓋神経節の尾側から分岐し，大口蓋管に入り，大口蓋神経と小口蓋神経に分かれ，前者は硬口蓋に，後者は口蓋扁桃，軟口蓋，口蓋帆尾側に分布する。

　翼口蓋窩を走行する顎動脈は，翼口蓋部(third portion)とよばれ，ここから全方向に分岐する。外側へは後上歯槽動脈，背側へは正円孔動脈，翼突管動脈，咽頭動脈，尾側へは下行口蓋動脈，腹側へは眼窩下動脈が分岐し，内側へと分岐するものが蝶口蓋動脈である(図3)。経鼻手術の際，特に重要なのは内側に分岐する蝶口蓋動脈であり，蝶口蓋孔から鼻腔内に到達したのち，鼻中隔に至る内側後鼻動脈，鼻甲介に至る外側後鼻動脈となる。

蝶形骨洞

　蝶形骨洞内を観察すると，トルコ鞍底が中央に存在する。トルコ鞍底の外側には内頚動脈C3部で形成される内頚動脈隆起があり，それよりも頭外側には視神経管が存在する(図4a)。神経管とこの内頚動脈隆起によりoptico-carotid recess (OCR)という陥凹が形成される。OCRは内側部と外側部があり，それぞれmedial OCR, lateral OCDとよばれる。トルコ鞍の頭側は鞍結節であり，それよりも腹側のlimbus sphenoidale, planum sphenoidaleへと連続していく。これらの名称は頭蓋内から前頭蓋底を観察した際の名称であり，経鼻的に観察した場合は蝶形骨洞の天蓋とよばれる。トルコ鞍の尾側が斜台であり，その外側には内頚動脈C5部で形成される内頚動脈隆起が存在し，このC5部の尾側が破裂孔に相当する。蝶形骨洞外側壁には正円孔により隆起が形成され，さらに尾側にvidian canalが存在する。

図3　翼口蓋窩を腹側より観察

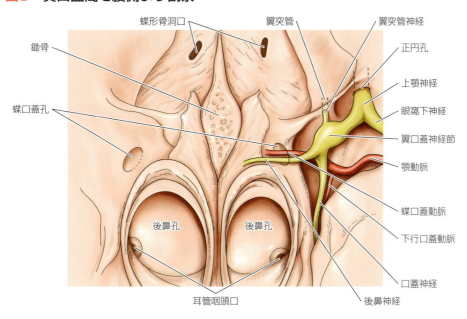

図4　蝶形骨洞，トルコ鞍部，傍鞍部

a：蝶形骨洞を腹側より観察。
b：トルコ鞍部，傍鞍部の硬膜内構造物を観察。

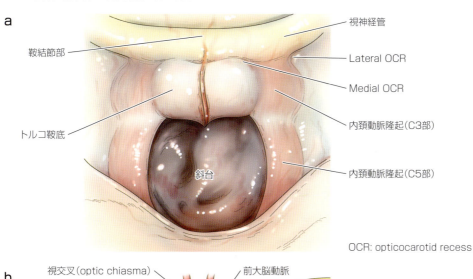

OCR: opticocarotid recess

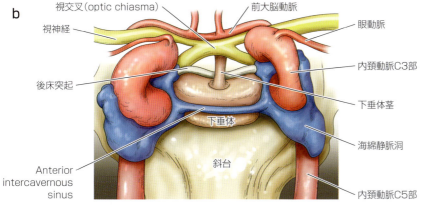

硬膜内

トルコ鞍部，鞍上部

　鞍底の硬膜を切開して開放すると下垂体が存在する．下垂体の外側は海綿静脈洞の内側壁に接しており，それよりも外側が海綿静脈洞である(図4b)．下垂体と海綿静脈洞の境界に硬膜は存在せず，薄い静脈洞壁が存在するのみである．頭側は鞍隔膜であり，中央部に下垂体茎が貫通している．鞍隔膜頭側から下垂体茎にかけてはくも膜で覆われており，鞍上部には視交叉(optic chiasm)，前大脳動脈が存在する．Lamina terminalisよりも頭背側には第三脳室が存在する．第三脳室を腹側から観察すると，手前に後床突起，鞍背が存在し，それを越えた深部に乳頭体(mamillany body)，視床間橋(interthalamic adhesion)，両側のMonro孔と脈絡叢(cheroid plexus)，最も深部には中脳水道(cerebral agueduct)が観察できる(図5)．鞍上部の外側には，視神経，内頚動脈，眼動脈起始部，上下垂体動脈，後交通動脈と穿通枝，前脈絡叢動脈が観察できる．

脳幹部

　斜台部の硬膜を開放すると，脳幹腹側が観察できる(図6)．ちょうど中央に橋が存在し，椎骨動脈，脳底動脈とその分岐が，頭側では脳底動脈先端部と動眼神経，乳頭体が，外側には三叉神経，外転神経が観察できる．それよりもさらに深部外側には内耳神経，顔面神経，舌咽神経，迷走神経，副神経，舌下神経が存在する．

海綿静脈洞

　海綿静脈洞内側壁を開放し，内側から観察すると，内頚動脈のC3，C4，C5部が観察され，交感神経幹の上頚神経節の上端から出て内頚動脈を包むように走行する内頚動脈神経叢，外転神経，視神経も観察される(図7a)．内頚動脈を頭側に挙上すると，海綿静脈洞外側壁を走行している動眼神経，滑車神経，三叉神経第1枝が内側から同定できる(図7b)．外転神経は後頭蓋窩の硬膜を貫いて下錐体静脈洞内を走行し，Dorello's canalを通過して内頚動脈外側を走行し，上眼窩裂に入る．内頚動脈神経叢は近隣の神経と交通枝を形成し，外転神経とも連絡している．動眼神経，滑車神経，三叉神経第1枝，外転神経が上眼窩裂内へ入っていくのが明瞭に観察され，眼窩先端部である総腱輪も観察される．三叉神経第2枝は正円孔へと走行していく．

図5 第三脳室を腹側より観察

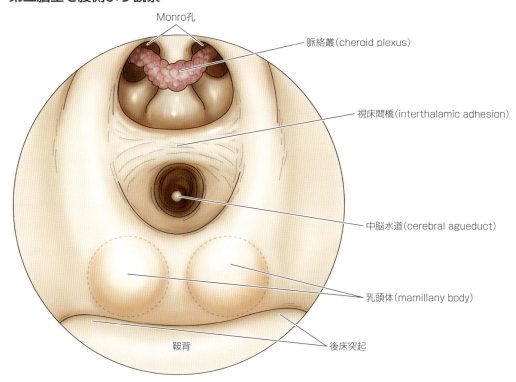

図6 斜台を削除し，脳幹部を腹側より観察

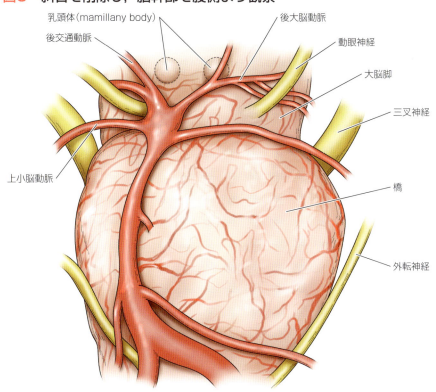

図7　海綿静脈洞

a：右海綿静脈洞を内側より観察。
b：内頚動脈C4部を挙上し，右海綿静脈洞外側壁を内側より観察。

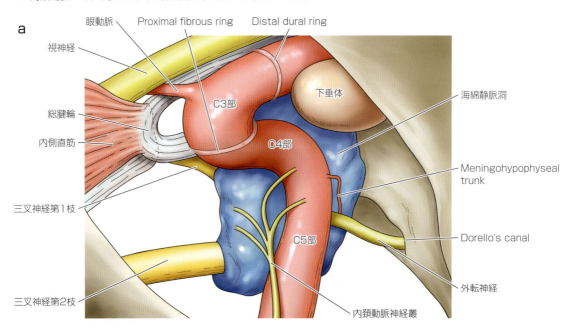

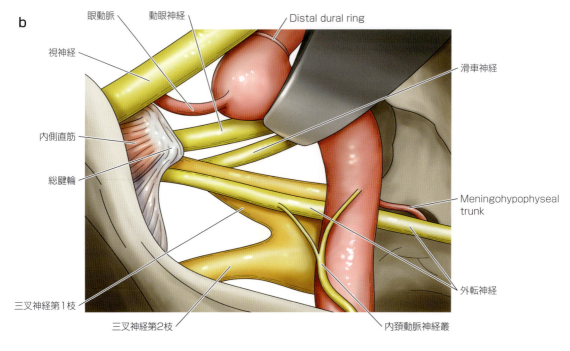

最後に

経鼻頭蓋底手術を施行するために必要な解剖について解説した。手術を施行するためには，これらの解剖を熟知し，各指標を確認しながら慎重，確実に操作を進めていくことが重要である。

> **Start up Check**
> - 解剖学的関係を立体的に理解する。
> - 特に重要なものを以下に列挙する。
>   1) 鼻中隔の膜構造と血流
>   2) 副鼻腔の開口部と蝶口蓋孔の位置
>   3) トルコ鞍底と内頚動脈の位置
>   4) 鞍上部，第三脳室，脳幹部のみえかた
>   5) 海綿静脈洞と外側壁を走行する神経

文献

1) Fisher E. Die Langeabweichungen der Vorderen Hirnarterie im Gefa(..)ssbild. Zentralbl Neurochir 1938; 3: 300-13.
2) Platzer W. 鼻腔の骨格. ペルンコップ臨床局所解剖学アトラス 第3版, 医学書院, 1995. p83-86.
3) Wanibuchi M, Friedman AH, Fukushima T. Photo Atlas of Skull Base Dissection. Thieme, 2009.
4) 春名眞一. 鼻内視鏡手術のための臨床解剖. 耳鼻咽喉科・頭頚部外科のための臨床解剖. 耳鼻咽喉科診療プラクティス 8, 文光堂, 2002. p120-5.
5) 小宮山雅樹. 顎動脈系. 詳細版 脳脊髄血管の機能解剖, MCメディカ出版, 2011. p329-78.
6) 大西俊郎, 小澤 仁, 笠原行喜, ほか. ESSのための鼻腔, 副鼻腔の解剖. 内視鏡的副鼻腔手術, メジカルビュー社, 1995. p32-45.
7) 池田勝久. 内視鏡的副鼻腔手術のための臨床解剖. 耳鼻咽喉科・頭頚部外科のための臨床解剖. 耳鼻咽喉科診療プラクティス 8, 2002. p126-31.

I. スタート編

内視鏡的下垂体手術に必要な内分泌の知識

稲垣兼一　岡山大学大学院医歯薬学総合研究科腎・免疫・内分泌代謝内科学

はじめに

　主な内視鏡的下垂体手術の対象疾患には下垂体腺腫（非機能性，成長ホルモン＜growth hormone；GH＞産生性，副腎皮質刺激ホルモン＜adrenocorticotropic hormone；ACTH＞産生性，甲状腺刺激ホルモン＜thyroid stimulating hormone；TSH＞産生性腺腫など），頭蓋咽頭腫，Rathke囊胞などがある。これらの疾患では機能性腺腫によるホルモン過剰（先端巨大症，Cushing病など）や，正常下垂体への圧迫，浸潤などによる下垂体前葉機能低下や中枢性尿崩症といった内分泌学的異常がしばしば起こる。そのなかには術前にホルモン補充などの内科的治療が必要なものや手術治療戦略に影響するものもあり，術前の適切な内分泌学的評価は全ての症例において不可欠である。また周術期には手術ストレスにより高まるホルモン需要に対して十分な補償を行い，術後には下垂体機能の変化に応じて治療強度を調整し，下垂体手術後に特有の水・電解質異常についても最小限に抑える工夫が求められる。

　われわれの施設では脳神経外科と内分泌内科の間で，症例ごとに治療方針に関してディスカッションする合同カンファレンスを定期開催するとともに，術前から術後までシームレスな併診体制を取ることで，より安全性の高い周術期管理を行っている。

術前に留意すべき内分泌的事項

▶下垂体ホルモン基礎値の測定

　まず，①病変が機能性腫瘍か否か，②正常部下垂体機能の障害の有無，を評価するために下垂体前葉ホルモン基礎値（GH，プロラクチン＜prolactin；PRL＞，TSH，卵胞刺激ホルモン＜follicle stimulating hormone；FSH＞，黄体形成ホルモン＜luteinizing hormone；LH＞，ACTH）を測定する。その際に必ず甲状腺ホルモン（フリー T_4），コルチゾール，性ホルモン（テストステロンやエストラジオール），インスリン様成長因子（insulin-like growth factors；IGF-I）も同時に測定する。中枢性尿崩症が疑われる場合は血漿浸透圧，尿中浸透圧，血漿バソプレシン（vasopressin；AVP）の3項目について同時に測定する（表1）。

表1　術前の内分泌基礎値検査項目（下垂体前葉ホルモン＋α）

成長ホルモン(GH)＋インスリン様成長因子-Ⅰ(IGF-Ⅰ)
プロラクチン(PRL)
甲状腺刺激ホルモン(TSH)＋フリーT$_4$
卵胞刺激ホルモン(FSH)＋エストラジオール(女性)
黄体形成ホルモン(LH)＋テストステロン(男性)
副腎皮質刺激ホルモン(ACTH)＋コルチゾール

注）下垂体前葉機能を判定する上で下位ホルモン（下線）の値が特に重要（IGF-Iは必ずわが国の年齢・性別基準値で判断）

図1　術前に確認すべき内分泌的事項

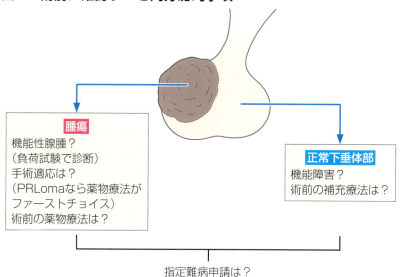

腫瘍
機能性腺腫？
（負荷試験で診断）
手術適応は？
（PRLomaなら薬物療法がファーストチョイス）
術前の薬物療法は？

正常下垂体部
機能障害？
術前の補充療法は？

指定難病申請は？

PRLoma：プロラクチン産生性腺腫

▶高PRL血症の診断と対応

　PRL産生性下垂体腺腫では治療薬としてドパミン(D2)アゴニストが血中PRL値の低下とともに腫瘍縮小をもたらす可能性が高い。従って重度の視力障害など早急な減圧が必要な場合以外に手術療法が第一選択されることはまれである。そのほかの機能性腺腫（先端巨大症，Cushing病など）では原則，手術療法が推奨されることが多いのと対照的である。また，下垂体柄が圧迫などにより障害されるとPRL産生性腺腫以外の病変でも高PRL血症をきたすことがしばしばあるが，通常は血中PRL値が200ng/mLを超えない。この現象は視床下部ドパミンによるPRL産生抑制効果が下垂体柄の圧迫により減弱するために生ずる。そのほかに制吐薬，抗うつ薬などの各種薬剤，甲状腺機能低下症，マクロプロラクチン血症によるPRL値上昇も同レベルにとどまることが多い。軽度のPRL上昇ではPRL産生性下垂体腺腫以外の原因の可能性も考慮する。

▶そのほかの機能性腺腫の診断と対応

　GH産生性腺腫による先端巨大症では特徴的身体所見（眉弓部の膨隆，下顎の突出，手足の容積増大など）を呈するが，患者自身や家族は変化を自覚していないことが多く，問診時に注意を要する．過去の写真（運転免許証など）は経年変化をとらえるうえで参考になる．また糖尿病，高血圧，脂質異常症，睡眠時無呼吸症候群などの合併も同疾患を疑う契機になる．GH値は採血条件による変動が大きくしばしば健常人との区別が困難なため，日内変動のない血中IGF-I値とともに測定することが重要である．IGF-I値の異常の判断には必ずわが国の年齢・性別基準値を用いる．

　ACTH産生性腺腫によるCushing病のスクリーニングにはまずACTHとコルチゾールを測定する．ACTH，コルチゾールには日内変動があり，ACTHは律動性分泌をするためACTH－コルチゾール系の評価には特に注意を要する．Cushing徴候（満月様顔貌，中心性肥満，水牛様脂肪沈着，赤紫色皮膚線条，皮膚の菲薄化など）を有する症例やコルチゾール値が高い症例では積極的に疑い，夜間のコルチゾール測定や少量デキサメサゾン抑制試験などの精査を行う．

　甲状腺ホルモン（フリー T_4）が高値にかかわらずTSHが正常下限を下回る抑制を示さない場合はTSH産生性下垂体腺腫を疑い，甲状腺ホルモン不応症などとの鑑別を行う．

　上記のいずれかの機能性腺腫が疑われた際には内分泌専門医による精査が術前に必要となる．

▶下垂体機能低下の診断と対応

　内分泌機能低下の評価についてもまず下垂体ホルモン基礎値により行う．その際，下位ホルモンとの組み合わせで考えるとよい．下位ホルモンの低下にかかわらず下垂体ホルモンの代償性上昇がなければ下垂体機能障害が疑われる．例えば閉経後女性でLH，FSHの上昇がみられない場合は機能低下と判断できる．男性でテストステロン低値に対してLHの上昇を欠く場合も同様である．フリー T_4 が低値でTSHの上昇を伴わない場合は下垂体性甲状腺機能低下と考えるが，視床下部障害や副腎機能低下を合併する症例ではTSHが軽度上昇する場合もあり注意を要する．基礎値のみで判断が困難な場合は負荷試験を考慮するがマクロアデノーマは負荷試験により下垂体卒中を起こすリスクがあり実施に関しては症例ごとに検討を要する．副腎皮質機能低下症や中枢性尿崩症が認められる場合はそれぞれヒドロコルチゾンやデスモプレシンによる補充療法を術前に開始し，電解質の補正を行う．甲状腺ホルモンは術前に補充を要することが少ないが，補充する際には副腎皮質ホルモンの補充が十分に行われていることを確認する．

▶指定難病の申請について

　下垂体機能異常（機能性腺腫および前葉機能低下症，中枢性尿崩症）はわが国の指定難病（告示番号72-78）であり，要件を満たせば医療給付制度の対象となる．

周術期・術後に留意すべき内分泌的事項

下垂体機能低下への対応

　下垂体手術時には副腎不全を生ずる可能性を考慮し，通常術中および術後にヒドロコルチゾンの点滴が行われる。数日後（通常2〜3日後）から内服（ヒドロコルチゾン20〜30mg）に変更し，以後は全身状態と副腎機能に応じて症例ごとに適宜減量，中止を検討する。その際，副腎皮質刺激ホルモン放出ホルモン（corticotropin-releasing hormone；CRH）負荷試験を行い，ACTHおよびコルチゾール分泌能を評価することが望ましい。そのほかのホルモンについても術後基礎値や負荷試験結果に応じて補充を行う。甲状腺ホルモンの補充は必要に応じて比較的早期から開始されることが多い。性ホルモンやGHの補充については退院後に状況に応じて適応や投与方法を検討する。特に成人GH分泌不全症（adult growth hormone deficiency；AGHD）では重症例においてGH補充が保険適応となっており，治療により特に体組成異常，代謝障害や精神面を中心とした生活の質（QOL）の改善が期待できるため，IGF-I値をフォローするなど，該当例を見逃さないことが重要である。

図2　術後に確認すべき内分泌的事項

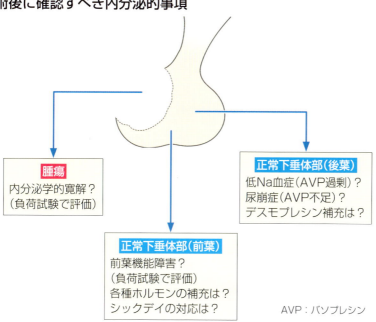

AVP：バソプレシン

▶術後低Na血症への対応

　低Na血症は下垂体手術後に起こる最も頻度の高い電解質異常であり，発症直後には数時間おきに治療効果判定を行うなど，厳密な管理が求められる。通常，術後1週間前後(6〜8日頃)より起こることが多く，数日〜1週間程度で消失することが多い。現在では一過性抗利尿ホルモン不適切分泌症候群(syndrome of inappropriate secretion of antidiuretic hormone；SIADH)が原因と一般的に考えられ，一部にはcerebral salt wasting syndrome(CSWS)などほかの原因を示唆する報告もある。ベッドサイドではまず急性副腎不全でないことを確認したうえで，SIADHが疑われれば飲水制限と塩分の経口摂取励行を指示する。血清Na値が125mEq/L以下の重症例や，頭痛，嘔気，意識障害など中枢性症状を認める場合には3％高張食塩水を点滴投与する。その際には急速な補正による浸透圧性脱髄症候群(osmotic demyelinolysis syndrome；ODS)を起こさないように，血清Na値の補正速度を最初の24時間で10mEq/L以下にとどめることが推奨されている[1]。SIADHではバソプレシン過剰による水貯留が本態であるため，周術期や術後の補液が過剰にならないようにあらかじめ心掛けることも，発症時に重症化させない工夫の1つである。また後述のように術直後の中枢性尿崩症からSIADHへ移行したり，SIADHから尿崩症へ移行したりする症例もあるため，低Na血症を認めた場合は血清Naのみならず体重，尿量，胸写心胸郭比，血清UN, Cr, UA, BNP, 尿中Na, Kや尿比重なども頻回にチェックし，治療効果を評価するとともに，迅速に病態の変化を把握できるよう努める。刻一刻と病態が変化するこのような症例では尿中Na濃度や比重の評価は蓄尿検体ではなく随時尿で行われるべきである。

▶中枢性尿崩症への対応

　バソプレシンは視床下部の視索上核と室傍核に存在する神経細胞で合成され，下垂体柄に走る神経線維を通り神経終末のある下垂体後葉に到達し後葉から血中に放出される。中枢性尿崩症はこの経路が障害されることにより起こるため，病変の主座の違いにより頭蓋咽頭腫やRathke嚢胞に比較的多く，術前から尿崩症を呈する下垂体腺腫は少ない。一方，術後の一過性尿崩症は視床下部や下垂体柄に手術侵襲がないと思われる下垂体腺腫でもまれでない。

　術後尿崩症の臨床経過は非常に多彩である。術直後から数日のみ尿崩症をきたすケース(一過型)もあれば術直後より永続的に尿崩症となるケース(永続型)もある。永続型でも前述のSIADHをきたしやすい時期に一時的に尿崩症が消失する場合や，さらに同時期にSIADHによる低Na血症を生ずる場合もある。また低Na血症が改善してはじめて尿崩症を呈する症例もある。いくつかのパターンが存在することに留意し，退院後の外来受診日を計画するとよい。

低張尿が持続し尿崩症と診断されたら，まずバソプレシンの皮下注射を少量投与することが多い。これは①経鼻手術直後にデスモプレシンの点鼻スプレーが使用しにくいこと，②点鼻スプレーおよび口腔内崩壊錠に比較して皮下注射は体内への移行が安定的かつ確実に期待できること，③デスモプレシン製剤より効果持続時間が短く，一過性尿崩症の場合に回復のタイミングをとらえやすいこと，などによる。慢性的に尿崩症の治療を要する病態であればバソプレシン製剤をデスモプレシン製剤に変更する。その際は効果発現時に必要以上に飲水して低Na血症(医原性SIADH)にならないように指導する。また1日の間に薬効が切れる時間が生ずるように用量を調整すると低Na血症が起こりにくい。尿崩症への対応にはある程度の習熟を要するため，初学者は指導医や内分泌内科医とともに行う。

▶機能性腺腫術後の評価

　先端巨大症やCushing病などの機能性腺腫術後には残存腫瘍の有無について画像検査とともに内分泌負荷試験を行う。必要ならば薬物治療の追加を検討する。

おわりに

　以上のように，内視鏡的下垂体手術では術前・周術期・術後にわたって内分泌異常への適切な対応が重要であり，そのために脳神経外科と内分泌内科の連携体制の構築が重要である。

Start up Check
- 安全な下垂体手術には術前・術後の分泌学的評価が必須。
- スクリーニング検査では下垂体前葉ホルモンに加え下位ホルモンもセットで測定を。
- 術後の急激なホルモン低下や電解質(Naなど)変動に注意。
- 脳神経外科と内分泌科の連携体制が鍵。

文献
1) Spasovski G, et al. Clinical practice guideline on diagnosis and treatment of hyponatremia. Eur J Endocrinol 2014; 170: G1-47.

I. スタート編

神経内視鏡手術の基本操作

後藤剛夫　大阪市立大学大学院医学研究科脳神経外科学

はじめに

　近年内視鏡画像の高解像度化に伴い，脳神経外科手術における神経内視鏡使用の機会は増加している。一方，内視鏡下の手術では，観察できる範囲と実際に安全な手術操作が行える範囲に乖離がある。またこの乖離は術者間および用いる手術機器によっても異なる。本項では神経内視鏡手術を安全に行うための基本操作について止血，切開，剥離など各操作に分けて解説する。

止血操作の基本

出血させない術野の確保

　脳神経外科手術では，血液のない術野で解剖構造を確認し，手術操作を進めることが最も重要であるのはいうまでもない。顕微鏡下手術ではいったん血管破綻をきたしたとしても，出血部位をピンポイントで吸引同定し，ピンポイント凝固を行うことである程度安全に止血を得ることができる。しかし内視鏡下手術では，現在のところ止血機器が顕微鏡下手術の機器に比べ劣るために，いったん出血した部位をピンポイント凝固で安全に止血できるとは限らない。このためまず出血させない手術操作を行うことが重要である。例えば，腫瘍への栄養血管を同定した場合，決してこの血管を破綻しないよう丁寧に剥離操作を行い血管が損傷する前に止血操作を行い凝固切断することが重要である。不意に出血させると出血点にバイポーラーが到達できない部位に血管が引きこまれることがある（図1）。

手術目的に合った適切な止血機器の選択

　また止血機器にはモノポーラー型のもの，シングルシャフトのバイポーラー，シャフトの細いバヨネット型バイポーラーなどがある（図2）。内視鏡手術下では手術野が狭いため，シングルシャフト型のバイポーラーが形状としては理想であるが，現在市販されているシングルシャフト型バイポーラーは先端の焦げ付きが強い印象がある。最近は高周波バイポーラーでも内視鏡下に使用可能なシャフト部分がきわめて細いバイポーラーも販売されている。内視鏡手術機器は常に新しい機器が開発，販売されているため，学会参加時にはこまめに展示ブースを訪れ実際に機器を手に取って自分の行いたい手術手技にあった止血道具を選ぶことが重要である。またこの手術をはじめたばかりの先生については，学会会場などでいろいろなエキスパートの先生に実際に使用している手術機器を尋ねることも手術手技を向上させるのに非常に有用な方法である。

図1　止血操作の基本

実線円は内視鏡の観察範囲を，点線円は手術機器が安全に届く範囲を示している．点線円内で手術操作を行うことを心掛ける必要がある．

a：出血させる前に腫瘍栄養血管を同定し，手術機器が安全に使用できる範囲内で凝固切断する．

b：手術機器が安全に使用できる範囲外で出血が起こると止血に難渋し大きな合併症をきたす可能性がある．

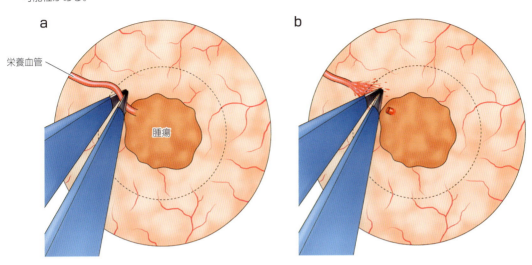

図2　各種止血機器

a：吸引管型モノポーラー．
b：シングルシャフトバイポーラー．
c：先細バヨネット型バイポーラー．

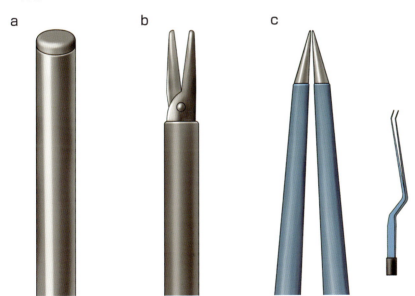

▶先端形状の適切な選択

内視鏡手術の特徴として先端形状が異なる止血機器の適切な使い分けも顕微鏡手術に比べて重要になる。例えば、破綻血管の出血の方向が術野に対してほぼ平行な場合、顕微鏡手術ではバイポーラーの挿入角度をある程度広く確保できるため、バイポーラー先端でのピンポイント凝固が可能である。しかし内視鏡下では術野は常に筒状で深いため、先端が直線状のバイポーラーでは出血部位に対してピンポイント凝固はできない。無理に直線状のバイポーラーでの止血を試みると、先端側面での広い凝固となり余分な血管凝固につながる場合がある。そのため、先端曲がりのバイポーラーを用意することも重要である（図3）。

▶凝固しない止血法の検討

内視鏡手術をはじめたばかりの医師にとっては、術野に対して内視鏡を近接して手術操作を行っている場合、顕微鏡下の観察以上にわずかな出血を実際よりも大きい出血に感じることがある。出血した場合、やみくもに凝固止血を行うのではなく、洗浄吸引、鉗子によるピンポイント圧迫、コラーゲンシートなどによる圧迫で止血可能な出血かを判断することも重要である。

図3　バイポーラーの形状による止血操作の違い

a：術野側方からの出血に対して直線状のバイポーラーで止血を行うとピンポイントに止血を行うことができない。バイポーラー側面での広い範囲の凝固止血になる。
b：術野側方かの出血に対して曲がりのバイポーラーを使用して止血を行うと出血部位をピンポイント止血することができる。

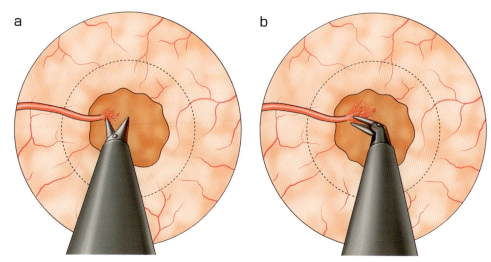

鉗子操作の基本

目的に合った鉗子の選択

　内視鏡手術では，さまざまな形状の鉗子を使用する機会が顕微鏡手術に比べて格段に多い。腫瘍の破砕，切除が目的の場合は，カップ型の腫瘍鉗子を選択することが多い。また止血機器同様，術野が狭く深くなる傾向があるため，先端が上向き，下向きなど形状もいつくか準備しておく必要がある。最近は先端が回転可能な鉗子も各社から販売されている。これらは1本の鉗子を多く場面で使用可能なため準備しておくと非常に有用である。また腫瘍剥離などを目的とする場合は，先端が細い鉗子が必要になる。先端が両開きのもの，片開きのもの，先端形状が直線，曲がり，上向き，下向きなど鉗子類はかなり種類が豊富になっている（図4）。また把持部分の形状がピストル型のものと，ほかの顕微鏡機器と同様の把持型のものがある。これも個人の好みが大きく左右するため，やはり学会展示などで自分に合う機器を選ぶ必要がある。内視鏡手術は顕微鏡手術に比べ，特に手術機器に対する依存度が高い。よい手術機器なしには安全な手術は行えないため，手術機器選定には常に時間をかけ，また新たに機器の出現にも常に注意を払っておく必要がある。

図4　各種鉗子
a：カップ型鉗子。
b：先端が細い鉗子（両開き型）。
c：先端が細い鉗子（片開型）。
d：先端が曲がりの鉗子。

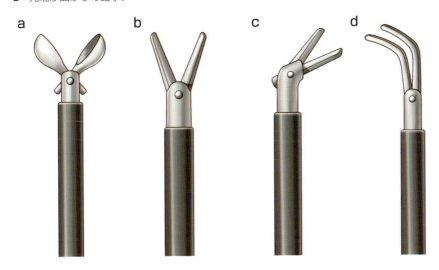

▶腫瘍切除時の鉗子使用

腫瘍切除を行う場合は，カップ型腫瘍鉗子で腫瘍を丁寧に破砕し，細かくなった腫瘍を吸引管で丁寧に吸引切除して内減圧を行うことがコツである（図5）。鉗子を把持して腫瘍を手前に牽引すると血管引き抜き損傷の可能性があり非常に危険である。筆者らは腫瘍を把持，破砕することはあっても牽引をすることはないよう最も注意している。状況により腫瘍を軽く牽引する場合があるが，その場合は必ず周囲組織にカウタープレッシャーをかけながら短い距離の牽引としている（図6）。

図5　腫瘍鉗子による腫瘍切除の基本
a：カップ型鉗子で何度も腫瘍を把持しなおすと，ちょうど腫瘍をかみ切るように破砕することができる。
b：破砕した腫瘍を丁寧に吸引管で吸引すると腫瘍を牽引することなく安全に内減圧ができる。

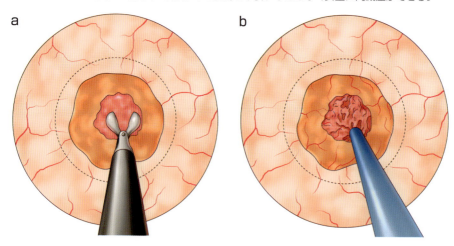

図6　腫瘍鉗子による腫瘍牽引
a：腫瘍鉗子で腫瘍を強く牽引すると術野深部かつ手術機器が届かない部位で出血をきたすおそれがあり非常に危険である。
b：腫瘍をどうしても牽引する必要がある場合は，吸引管などもうひとつの手術機器でカウタープレッシャーをかけながらの牽引とする必要がある。

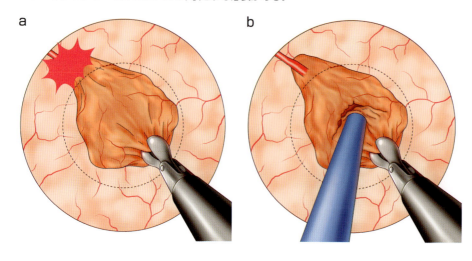

▶血管，重要構造との剥離のための鉗子使用

　血管など周囲重要構造物を剥離する際に，先端が細い鉗子を使用することが多い。顕微鏡手術下では，先端が細いバイポーラー，あるいは鑷子で剥離操作を行う状況でも内視鏡下では鑷子，あるいはバイポーラーを自由に開閉することが不可能であるため，これらによる剥離操作はほとんど不可能である。代わって内視鏡下でも細かな動きが可能な先端が細い鉗子による剥離が中心になる。このため先端の大きさは，小さなものと大きなものを用意する必要がある。また上向き，下向きなど多種類が必要である。先端が回転可能な鉗子を使用すると，用意する鉗子の種類を少なくすることができる。

　実際の剥離法としては，鉗子の開閉方向を剥離面に垂直とすると一度にたくさんの剥離が可能になる。しかし無理に鉗子を開閉すると周囲構造の損傷につながりやすい。剥離面に平行な方向に鉗子を開閉すると癒着の強い境界面に剥離面を作ることができる。また鉗子で剥離したいものを把持して，ゆっくり剥ぎ取るように剥離を行う場合もある（図7）。これらの剥離法を状況に応じて使用することで剥離に関してはかなり顕微鏡下に近い剥離が可能となっている。

図7　鉗子による剥離操作の基本

a：剥離したい部位の癒着が強くなく，効率的に剥離操作を行いたい場合は，剥離方向に垂直な方向に鉗子を開閉して剥離操作を行うとよい。
b：剥離したい部位の癒着が強い場合には，鉗子を剥離方向に平行に開閉すると少し隔離操作が進むことになる。
c：剥離したいものの一方を鉗子で把持し丁寧にもう一方から剥がすように剥離する方法もある。

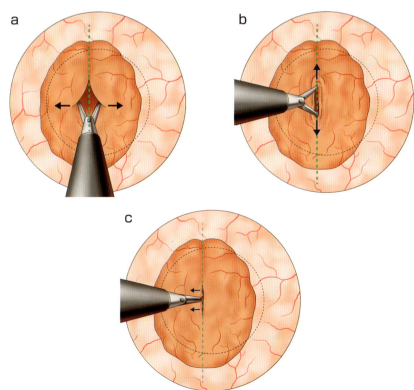

切開の基本操作

切開機器の選択

内視鏡下に切開操作を行う機器としては，高周波切開機器，鋏，メスなどが考えられる。高周波切開機器は軟性鏡使用時の凝固，切開に使用されることが多く，切開と凝固を兼ねた手術操作となる。硬性鏡使用下での切開は主に鋏とマイクロメスで行うことになる。鋏は，鉗子同様ピストル型，シングルシャフト把持型，先端回転型とさまざまな形状のものが販売されている。刃先についても曲がり，直などの形状がある。最近の鋏は刃先が細くなり，顕微鏡に近い鋏による剥離も可能となっている。メスは先端が小さなフック型メスは切開物の奥の構造を損傷せずに切開を行うのに有用である。

鋏による切開の基本

切開操作の大部分を占める鋏による切開では，顕微鏡操作以上に慎重な切開が必要である。止血の項目で述べたように内視鏡手術で最も手術機器，操作が顕微鏡と比べ劣るのは止血機器である。このため切開操作においても出血させない切開が基本である。慎重に切開部位を選び，また切開前に周囲血管を剥離してから，小さな開閉運動で少しずつ切開を行うほうがよい。吸引管で切開物を吸引，牽引し，境界を切開すると剥離と同時に有効な切開を行うことができる(図8a)。

フック型メスによる切開の基本

先端が小さいフック型メスは内視鏡手術でときに有用な場合がある。内視鏡術野では術野が筒状になっているが，この術野に垂直な向きに切開，剥離操作を加えるには曲がりの手術機器が必要になる。フック型メスは最も簡便な曲がりの機器といえる。フック型メス先端をゆっくりと左右に動かすと切開したい部位の背側を剥離することができる(図8b)。そのあとメス刃を手前にゆっくりと引き戻すと安全な切開が可能になる。

図8　切開操作の基本

a：顕微鏡操作と同様に切開したい部位を吸引管で軽度牽引し緊張をもたせると，切開予定部位の同定が容易となり鋏で出血させずに切開を行うことができる。
b：フック型メスは切開しようとする部位の裏側の剥離にも有用である。

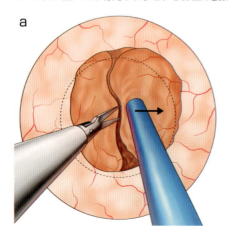
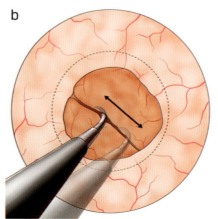

内視鏡手術に必要なそのほかの機器

　内視鏡手術では吸引管の性能も重要な要素である。筆者らは洗浄機能付き吸引管を使用している。出血部位を効果的に洗浄し，凝固，止血が可能なことから洗浄機能付き吸引管もあれば有用な手術機器である。また腫瘍切除や血腫除去も吸引管で行うことが多いため，形状変形が可能な吸引管および太い吸引管も必要になる。

Start up Check
- 内視鏡手術は顕微鏡手術と異なる手術機器を用いることが多いため，まず指導医の先生がどのような手術機器を用いて手術を行っているのかを理解することが重要である。
- 手術機器の役目を理解したのち，展示ブースを自分に合った目的の手術機器を見つける努力も必要である。
- 内視鏡手術は手術状況に応じて使い分け可能な手術機器なしには安全な手術を行うことができない。また内視鏡で観察可能な範囲と手術操作が安全に行える範囲も手術機器の選択により変化する。自分が利用可能な手術機器が操作可能な範囲内で常に手術を行うことが重要である。

II

スタンダード編

II. スタンダード編

水頭症と第三脳室底開窓術

井原　哲　東京都立小児総合医療センター脳神経外科

● 本疾患について

　第三脳室底開窓術 (endoscopic third ventriculostomy；ETV) が適応となる水頭症は，古典的分類のうち原則として非交通性水頭症，すなわち第三脳室と脳底槽との間に圧格差が存在し，髄液の産生過多と吸収不全がない水頭症病態である。中脳水道狭窄症，松果体部腫瘍，中脳蓋腫瘍が代表的な原因疾患となる。ETVを行うことにより第三脳室内と脳底槽内の圧格差を均等化させることが本手技の原理である。

　ETVの有効性（正確には術後6カ月時点での有効性）を簡便に予測する手法としてETV success score (ETVSS，表1) が近年用いられることが多い[1]。これは，①年齢，②水頭症の原因，③シャント手術の既往，の3項目のそれぞれの点数を合計したもので，その合計点が手術の予測成功率となるようにデザインされている。例えば8歳児が中脳蓋腫瘍のために非交通性水頭症となり，過去にシャント手術の既往がなければ，40＋30＋10＝80となり，約80％の確率でETVが成功すると術前に予測することができる。乳児に対するETVの成功率が低いことは多くの報告が示している。ETVSSは年齢の配点が最も高く，1カ月未満だと最高でも40，1〜6カ月でも最高スコアは50にしかならない。非交通性水頭症だったとしても6カ月未満の乳児の場合，低いETV成功率が予測されることを示しており，その手術適応は慎重でなくてはならない。

表1　ETV success score (ETVSS)

①年齢，②水頭症の原因，③シャント手術の既往の3項目のそれぞれの点数を合計することで術後6カ月時点のETV予測成功率を算出することができる。

Score	Age	Etiology	Previous shunt
0	<1 mo	Post-infectious	Previous shunt
10	1 mo to <6 mos		No-previous shunt
20		Myelomeningocele IVH Nontectal tumor	
30	6 mos to <1 yr	Aqueductal stenosis Tectal tumor Others	
40	1 yr to <10 yrs		
50	≥10 yrs		

診断

　MRIによる画像診断が手術適応の判断，手術計画に最も重要である。第三脳室底が下方に凸（バルーニング）であれば，第三脳室内が脳底槽内より高圧であることを示しており，この画像所見を重視する術者が多い[2]。Transependymal flowとよばれる脳室周囲白質への髄液移行像がETVの成功率と相関するとする報告もある[3]。

　手術計画の観点では，穿頭予定部から側脳室前角までの距離，側脳室前角の横径，Monro孔径，第三脳室の横径，灰白隆起の前後長および傾斜度，中脳水道狭窄あるいは閉塞の有無，脳底動脈の走行，橋前槽の前後径，橋前槽内膜構造の有無などを確認する。解剖学的構造をみるにはCISS画像などのheavy T2撮影が有用である。Monro孔が拡大していない場合や第三脳室横径が狭小な場合には，細径内視鏡の使用を考慮する。

準備

　ETVを硬性鏡で行う方法もあるが，わが国では軟性鏡手術のほうが広く普及している。そのため本項では軟性鏡での標準的手技について述べる。

手術室のセッティング

　術者，助手は患者の頭側に立つ。麻酔器は患者の左側，内視鏡本体は患者右側足元，内視鏡用モニタは患者の体幹部直上に配置する。術者は通常患者の頭側正面に位置するため，手技中に自然な姿勢でモニタをみることができる。手術用ナビゲーションを使用する場合には麻酔器の足側に本体を置き，ナビゲーション用モニタを内視鏡用モニタと並べて配置する（図1）。

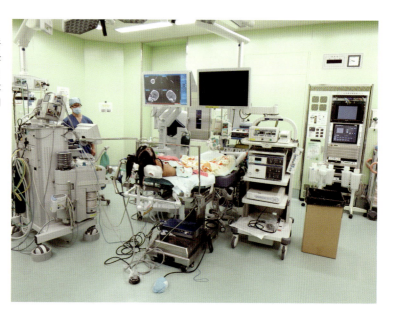

図1　手術室のセッティング
麻酔器は患者の左側，内視鏡本体は患者右側足元，内視鏡用モニタは患者の体幹部直上に配置する。手術用ナビゲーションを使用する場合には麻酔器の足側に本体を置き，ナビゲーション用モニタを内視鏡用モニタと並べて配置する。

必要器材
- 内視鏡
- 灌流液（人工髄液）
- 鉗子（把持鉗子，先端が嘴型のもの）
- バルーンカテーテル（バルーン部分が透明のもの，3Frもしくは4Frのフォガティカテーテルを用いる施設もある）
- シースイントロデューサ
- 高周波電気メス（通常準備のみ）

助手の心得

軟性鏡手術の場合，助手が鉗子やバルーンカテーテル操作，つまり実際に第三脳室底を開窓する手技を担当することになる。また脳室穿刺やシースイントロデューサの固定なども助手が担当することが多いだろう。脳室内の基本的解剖や，内視鏡の構造，鉗子口から内視鏡先端までの長さ，鉗子やバルーンカテーテルの構造について十分な理解が求められる。

スタンダードテクニック

体位

仰臥位で行う。上体を15°挙上し，穿頭部が頂点になるように頸部を前屈させ馬蹄型ヘッドレストに頭部を固定する。頭位回旋は不要である。穿頭部が頂点に位置していないと，灌流中，次々に脳室内へ空気が流入し，視界不良の原因となる。

内視鏡の準備

手術開始前に内視鏡を接続しホワイトバランスを行う。電子スコープでは不要だがファイバースコープの場合には焦点調整も行う必要がある。筆者はバルーンカテーテルのエア抜きと試験拡張もこの時点で行っている。バルーンカテーテルは拡張させたまま三方活栓をロックして保管しておくと，実際に使用する頃にはバルーン内に残っていたわずかな空気も抜けており，バルーン越しに良好な視界が得られる。経験の浅い助手の場合には，内視鏡のどの方向から器具がでるのか，どこまで挿入すると内視鏡先端に到達するのかをシミュレーションしたり，場合によってはマーキングしたりしておくとよい。一般的な軟性鏡の操作口は3時方向である。

灌流液（人工髄液）と内視鏡とを点滴ラインを介して接続する。点滴ラインのクレンメ，三方活栓ともに手技中に助手が操作できるように清潔野内におく。また点滴ラインの不潔部分が手技中に清潔野に接触しないように注意して固定する。灌流液のバッグは滴下速度が術野から確認できる位置に配置する（図2）。

▶皮膚切開，穿頭

　創部にエピネフリン添加1％リドカインを局注する。右前頭部（症例に応じて左前頭部でも可）に弧状皮膚切開をおき（図3a），帽状腱膜下に皮弁を翻転する。骨膜は皮膚切開とは逆向きの弧状切開とし，有茎弁として確保しておく。冠状縫合直前，瞳孔中線上に穿頭する。透明中隔開窓を追加する場合には，より側方に穿頭する。筆者は穿頭の際に生ずる骨屑を保存している。硬膜は十字切開しシースが無理なく通過できるように十分な大きさとする。皮質静脈が横切っている場合には，burr hole，硬膜切開をそれぞれ拡大して静脈損傷を回避する。乳児例の場合には大泉門前縁を利用して25mmほどの小開頭とし，硬膜はフラップにして切開している（図3b）。

図2　内視鏡の準備

灌流液と内視鏡とを接続している点滴ラインのクレンメ，三方活栓ともに手技中に助手が操作できるように清潔野内におく。点滴ラインの不潔部分が手技中に清潔野に接触しないように注意して固定する。灌流液のバッグは滴下速度が術野から確認できる位置に配置する。

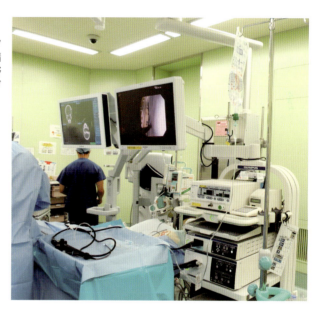

図3　皮膚切開

a：幼児例。冠状縫合（破線）前，瞳孔中線上に穿頭する。皮膚切開は穿頭部の直上を避け弧状切開とする。
b：乳児例。大泉門前縁を利用した小開頭に対応した皮膚切開とする。ETVSSが高くない症例では髄液リザーバを設置する。

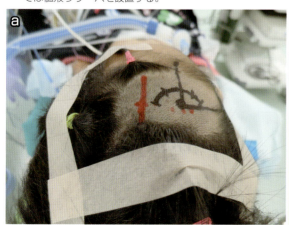
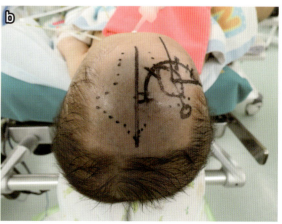

▶脳室穿刺

　脳室穿刺針，もしくはシースイントロデューサで前角穿刺を行う。脳室拡大のない場合もしくは軽度の場合には手術用ナビゲーションを用いることもある。シースの挿入後に髄液の逆流を確認したら，固定する前に一度内視鏡を挿入しシースの深さを確認する。シースが深すぎると内視鏡操作の自由度が犠牲になるため，脳室にちょうど到達する深さに調節してから固定する。透明シースであれば深さの観察や調節が容易である。Peel-Awayシースの場合には皮膚に縫合固定し余剰部分は切除する。

▶側脳室の観察

　Monro孔，脈絡叢，脳室内静脈（前中隔静脈，視床線条体静脈，前脈絡叢静脈）を確認する。穿刺方向が後方に向いている場合には脈絡叢を画面上方にたどっていくとMonro孔に到達できる。Monro孔拡大の有無，透明中隔自然開窓の有無を確認する。脈絡叢を後方に追っていくと三角部まで観察することができる。

▶第三脳室の観察

　Monro孔を正中にとらえながら第三脳室内に到達する。非交通性水頭症ではMonro孔が拡大していることが多く，通常は無理なく内視鏡を通過させることができる。この過程では内視鏡のアングル操作は基本的に不要であり，内視鏡の方向性をシースごとコントロールするように動かすとよい。

　第三脳室内に入ると，まず正面に灰白隆起と一対の乳頭体をとらえることができる（図4）。この像は内視鏡を抜去する際に必要となるためよく記憶しておく。前方（画面上方）にアングルをかけると赤色調の漏斗陥凹，白色調の視交叉，さらには終板を確認することができる。長期に経過した水頭症では，灰白隆起が菲薄化し脳底動脈が透見できたり，終板から前交通動脈が透見できたりすることもある。次に後方（画面下方）にアングルをかけつつ内視鏡を進めていくと，中脳水道入口部，後交連，松果体陥凹，手綱交連と確認することができる。この操作では常に画面外でMonro孔に無理な力が加わっていないか注意が必要である。

　Monro孔を通過してすぐに後方にアングルを強くかけると視床間橋の頭側を通過させ松果体部に到達することも可能だが，ETVでは不要なアプローチである。

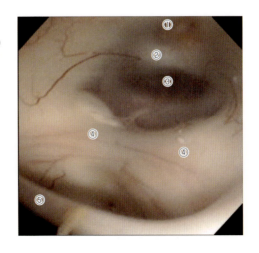

図4　第三脳室の観察
右Monro孔より観察。前方より①漏斗陥凹，②鞍背，③灰白隆起，④乳頭体，⑤視床間橋が確認できる。

▶第三脳室底開窓

漏斗陥凹，両側乳頭体によって形成される三角形を画面の中央にとらえる（図5）。鉗子で三角形中央に穿孔し，バルーンカテーテルで拡張する。先端が嘴状の把持鉗子を用いると厚い灰白隆起でも比較的容易に穿孔することができる。電気メスを通電させて穿孔することは脳底動脈損傷のリスクがあるため決して行ってはならない。灰白隆起が菲薄化している症例では，バルーンカテーテルで直接穿孔させられる場合もある。穿孔部位より軽度の出血がみられることがあるが，灌流液での洗浄もしくはバルーン拡張による圧迫で止血可能である。

図5 第三脳室底開窓
漏斗陥凹（①）と両側乳頭体（③）を結んだ三角形の中央に開窓（②）されている。

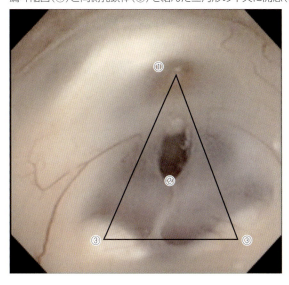
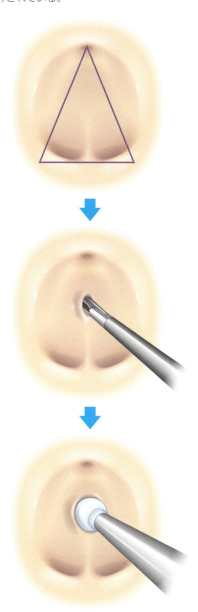

バルーン拡張中に徐脈や血圧低下がみられることがあるため，拡張開始前に麻酔科医に注意を喚起するとよい．徐脈や血圧低下がみられた場合には，速やかにバルーンを虚脱させる．5mm径まで開窓部を拡張させるとビデオスコープでも通過させることができるようになる．開窓部から脚間槽を確認し，Liliequist膜や肥厚したくも膜が残存している場合には，できる限りそれらも開窓することが望ましい．

　脚間槽に十分な開窓ができると，脳底動脈，橋，動眼神経を視認することができる．内視鏡を第三脳室内まで戻し，灌流を止めた状態で開窓部位を確認する（図5）．To-and-flo運動がみられれば十分な開窓ができたと判断できる術中所見である．止血を確認し第三脳室内操作を終える．

▶内視鏡抜去

　内視鏡のアングル操作を解除し，第三脳室内に進入したときと同じ景色をみながらMonro孔外まで内視鏡を抜く．側脳室からの抜去には危険性はないので速やかに行っても問題ない．灌流液で脳室内を充満させる．

▶シース抜去

　酸化セルロース綿をシース内に充填しつつシースを抜去することで髄液漏や硬膜下液貯留を防止している[4]．筆者はフィブリン糊の併用はしていない．

▶閉創

　乳児例では硬膜縫合を行うが，幼児以上であればburr holeに保存しておいた骨屑を充填したうえで，骨膜をモノフィラメント吸収糸で縫合再建している．帽状腱膜を吸収糸で埋没縫合，皮膚をモノフィラメントナイロン糸で連続縫合し手術を終える．

▶合併症

高体温

　灌流液に人工髄液を使用することで軽減可能ともいわれているが，術後48〜72時間に38℃を超える高体温をしばしば経験する．視床下部の体温調節機能の一過性機能障害と考えられており，術後早期の高体温を安易に髄膜炎と判断しないよう注意が必要である．

髄液漏

　前述のように，乳児例では小開頭し硬膜縫合する，脳室穿刺経路に酸化セルロース綿を充填し髄液が脳室から外部へ流出しないようにする，穿頭部が皮膚切開直下にならないように弧状皮膚切開とする，閉創は帽状腱膜と皮膚の2層縫合とする，などの髄液漏防止のための対策を入念に講ずることで，年少児でも大部分は回避可能である．

痙攣発作

　抗痙攣薬の予防投与は原則として不要である．もともと抗痙攣薬を内服していた症例では速やかに再開する．

尿崩症

　第三脳室底開窓が漏斗陥凹に接近しすぎると起きるとされる．筆者は経験したことはないが，尿崩症出現に備えて術中から術翌日までは尿道カテーテルを留置し，集中治療室で厳密な水分出納管理を指示している．

▶フォローアップ

　術後はMRIで開窓部位の評価を定期的に行う。CISS画像などのheavy T2矢状断像では開窓部の解剖学的構造は明瞭となるが，flow voidは通常のT2強調画像のほうが確認しやすい。一般にETV術後はシャント手術と比較して脳室縮小の割合が小さいが，治療効果は5年後でも同等とされる[5]。

　術後経過中に開窓部の閉塞をきたす症例があり，その閉塞時期により術後1カ月以内に閉塞するearly failureとそれ以降に閉塞するlate failureとに分類される。Late failureのなかには，急激に致死的な経過となりうるlate rapid deteriorationが知られており，小児例ではシャント手術術後患者と同様のフォローアップが求められる。

治療のポイント

▶手術適応

　1歳未満の乳児では年長児に比較してETV成功率が低いことが知られている。特に6カ月未満の乳児では，ETVSSは最高でも50にしかならないことを十分に認識しなくてはならない。例え脈絡叢焼灼術を併用するとしても，交通性水頭症に対する手術適応には特に慎重でなくてはならない。

▶適切なアプローチ計画

　穿頭の位置，シースの進入経路が決まればETVの手術手技自体は決して難しいものではない。逆にいえば適切な進入経路が得られない場合には，orientation不良などのピットフォールに陥ることがある。ピットフォール回避のためにも術前にMRI画像から，左右の選択，穿頭の位置設定，脳室までの距離などアプローチ計画をよく検討しておく必要がある。

▶Orientation不良時の対応

　側脳室内でorientation不良に陥った場合は，まず内視鏡のねじれがないか，灌流が正しく行えているかなど，セッティングに不具合がないか立ち戻って確認する。次に側脳室内で脈絡叢をみつけ，それを前方に追えば必ずMonro孔に到達することができる。

▶器具の出し入れ

　生検鉗子やバルーンカテーテルなどの器具の出し入れは，助手が未熟なうちは安全な広い空間で行い第三脳室内での操作は避けるようにする。ETVでは内視鏡を動かせないほどの出血に見舞われることはほとんどないため，その都度内視鏡を側脳室内あるいは体外まで引き戻して器具を出し入れするとよい。

▶リスクの回避

　ETVでトラブルに見舞われたとき，最も重要なことはそれによるリスクを回避することである。仮に不成功に終わっても水頭症にはシャント手術という確立された選択肢が残っている。手術計画どおりに完遂できなかったとしても，危険性が高いと判断される場合には撤退する勇気をもつべきである。術者が近視眼的に手技にこだわっている場合には，助手にはブレーキをかける役割が求められる。

▶ 止血への備え

　ETVでは出血は洗浄もしくはバルーンでの圧迫で止血可能であり，基本的に止血デバイスは不要である．それでも止血デバイスが必要なときは急を要することに鑑み，対極板や電気メス本体機器の準備などは必ず行うようにする．

▶ 髄液リザーバの留置

　いわゆるlate rapid deteriorationに備えるため，文献的には髄液リザーバの設置が推奨されているが，小児への体内異物設置を回避するために，設置すべき症例を選択すべきとの意見も多い．筆者はシャント離脱目的のときやETVSSが高くないときには設置するが，ルーチンには設置していない．髄液リザーバを留置する場合には，シースはPeel-Away型を用いる必要がある．留置しない場合にはPeel-Awayでなくてもよい．

文献

1) Kulkarni AV, Drake JM et al. Canadian Pediatric Neurosurgery Study Group. Endoscopic third ventriculostomy in the treatment of childhood hydrocephalus. J Pediatr 155:254-259, 2009
2) 西山健一，藤井幸彦. 小児水頭症に対する外科治療の最前線. 脳外誌24:452-458, 2015
3) Gianaris TJ, Nazar R, Middlebrook E, et al. Failure of ETV in patients with the highest ETV success scores. J Neurosurg Pediatrics 2017; 20: 225-31.
4) Kurschel S, Ono S, Oi S. Risk reduction of subdural collections following endoscopic third ventriculostomy. Childs Nerv Syst 2007; 23: 521-6.
5) Kulkarni AV, Sgouros S, Leitner Y, et al. International Infant Hydrocephalus Study (IIHS): 5-year health outcome results of a prospective, multicenter comparison of endoscopic third ventriculostomy (ETV) and shunt for infant hydrocephalus. Childs Nerv Syst Epub ahead of print 2018.

II. スタンダード編

くも膜嚢胞

下地一彰　順天堂大学大学院医学研究科脳神経外科学

本疾患について

　くも膜嚢胞とは周囲をくも膜で囲まれた良性、非腫瘍性、脳実質外の嚢胞性病変である。内部には脳脊髄液(cerebrospinal fluid；CSF)に近似した液体もしくはCSFそのものが貯留する[1]。非外傷性頭蓋内占拠性病変の1％を占め、小児に限定するとこの比率は3％まで増加する。多数例を対象とした報告では有病率は0.23％から2.6％といわれている[2]。

　くも膜嚢胞はくも膜が存在するところであれば頭蓋内、脊柱管内のどこにでも発生し、90％がテント上にみられる。AbtinとWalkerは小児のくも膜嚢胞の局在をレビューしたところ表1[1]のような分布がみられた。すなわち中頭蓋窩、後頭蓋窩、鞍上部の順で分布しており、これはほかの報告でも同様の部位別頻度を示している。近年、偶然発見される症例の増加に伴い、中頭蓋窩くも膜嚢胞の占める割合が増えている。また中頭蓋窩くも膜嚢胞は男児に多く(3：1)、左側に存在することが多い。興味深いのは胎児期に診断される頭蓋内嚢胞性疾患の部位別頻度は大脳半球間裂が最も多く、次いで脳室内、四丘体槽にみられ出生後に診断される部位別頻度と乖離がみられることである。

表1　小児における頭蓋内くも膜嚢胞の頻度

発生部位	頻度(％)
シルビウス裂/中頭蓋窩	42
後頭蓋窩	24
鞍上部	10
四丘体槽	7.5
大脳半球間裂	7.3
円蓋部	5.7
そのほか	2.5

症状

くも膜嚢胞による症状は
- 嚢胞による周囲の脳・神経への圧迫症状
- 脳室系の閉塞による水頭症（頭蓋内圧＜intracranial pressure；ICP＞亢進症状）
- 頭痛・痙攣・発達遅延などの非特異的症状

に分類される。

小児の場合は頭囲拡大，大泉門の拡大や緊満，縫合離開，発達の遅れなどがみられる。しかしながら単純頭部外傷などで医療機関を受診して偶然見つかる例が多く，生涯無症状で経過することも少なくない。

適応

本疾患の治療のゴールは嚢胞の正常組織への圧迫の解除，水頭症を伴っている場合は髄液経路の閉塞機転の解除，そして嚢胞の再貯留防止である。手術適応に関しては明確な指針はないが「症候性」の嚢胞は手術の対象となる。この症状というのは，鞍上部くも膜嚢胞では水頭症，視力障害，下垂体機能低下，思春期早発，運動失調，そしてよく聞くbobble-head doll syndromeがみられる。また，四丘体槽くも膜嚢胞では水頭症，対光反射・眼球運動障害，眼振，四肢筋力低下，思春期早発，運動失調などである。後頭蓋窩では頭囲拡大，頭蓋内圧亢進症状，知的発達遅滞，小脳症状などがみられる。これらは比較的特徴的な症状で迷うことはないが，こと中頭蓋窩くも膜嚢胞の症状は痙攣，頭蓋変形，知的発達遅滞，頭痛といわれ，非特異的症状であるので注意をする必要がある[2]。

画像診断

頭蓋単純X線写真

頭蓋骨の非対称，嚢胞に接する部位は頭蓋骨の菲薄化がみられる。

頭部単純CT

CSFと同じ吸収域の嚢胞性病変がみられる。中頭蓋窩のくも膜嚢胞は骨条件で側頭骨の菲薄化と膨隆がみられ，蝶形骨小翼の挙上と大翼の前方偏位などがみられる。

頭部MRI

CSFと等信号の嚢胞性病変として描出される。嚢胞周囲の解剖学的な構造をみるにはheavy T2画像やCISS法が優れている。

準備

くも膜嚢胞の手術には，①顕微鏡下嚢胞被膜切除術，②神経内視鏡下嚢胞開窓術，③嚢胞−腹腔シャント術が選択される。手術方法の選択は嚢胞の局在，水頭症の合併の有無によって判断される。神経内視鏡下開窓術が適している部位は鞍上部，四丘体槽，脳室内＞小脳橋角部，中頭蓋窩＞大脳円蓋部，小脳後部の順である。

内視鏡による開窓をする場合術前の準備として重要なのは画像から得られる情報を確認することである。中頭蓋窩くも膜嚢胞の場合は嚢胞内側の脳槽に接する部位の近傍に重要な構造物があるはずで，術中どのようにみえるか予測する必要がある。鞍上部くも膜嚢胞であれば水頭症を併発している場合が多いがcystocisternostomyをおくためにどちらの脳室からのアプローチのほうがよいか，burr holeを穿つ部位直下にcortical veinが存在しないか，などの確認が必要である。

14mmのperforator（Codman）を用いた場合，burr hole径は11mmとなる。このburr holeで硬膜を十字切開し，径5.8mmのPeel-Awayシースを挿入する。Burr hole直下にcortical veinが存在する場合，静脈損傷をきたす危険性に加え，これを焼灼してしまうと静脈性梗塞を合併してしまうリスクが存在するため十分な検討が必要である。いうまでもないが手術の前には十分なインフォームド・コンセントを得ることは重要である。特に症状と嚢胞の因果関係が明白でない場合はより慎重な姿勢が問われる[3]。

スタンダードテクニック

体位

鞍上部・四丘体槽くも膜嚢胞は第三脳室開窓術（endoscopic third ventriculostomy；ETV）に準ずる。すなわち、患者は仰臥位で頭部は正中位でややchin downとしてburr holeが可能な限り高い位置にくるように設定する。頭部の固定は馬蹄枕で十分である（図1a）。

中頭蓋窩くも膜嚢胞においては、体位は仰臥位とし、頭部を嚢胞の存在する反対側に90°回旋して小開頭部が最も高い位置にくるように調整をする（図1b）。過度な頭部の回旋を防ぐために嚢胞と同側の肩下にタオルなどを敷き込んでケアをする必要がある。

できるだけ進入点が高い位置にくるようにすることで術後の頭蓋内空気貯留を最小限に抑えることが可能となる。

図1　くも膜嚢胞の部位別皮膚切開

a：鞍上部くも膜嚢胞の手術の場合はETVと同様の皮膚切開とburr holeを用いる。
b：中頭蓋窩くも膜嚢胞の皮膚切開。脳槽と直線で結ぶ小開頭は予想より低めに位置することが多い。

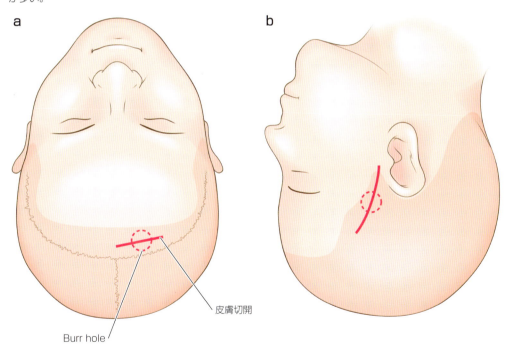

▶手術室の器具配置

原則として筆者の施設では図2のような配置としている。患者の頭部側には内視鏡操作が不自由なく可能なスペースが必要である。ドレーピングしたのちにモニタのアームを延ばしてモニタが術者の正面にくるように移動する。人工髄液（アートセレブ®）は特に助手と外回りの看護師とが確認しやすい配置とすることも重要である。

以下，比較的多く遭遇する鞍上部くも膜嚢胞と中頭蓋窩くも膜嚢胞に絞って記載する。

図2　神経内視鏡手術の基本的なセッティング

術者は患者の正面に立ち，モニタを正面に置き，脳室内でdisorientationにならないようにする。人工髄液も常に確認できるところに置くことが望ましい。

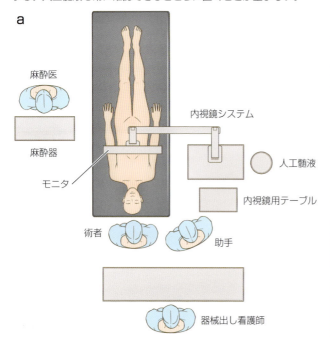
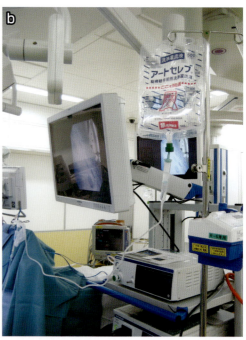

鞍上部くも膜嚢胞

鞍上部くも膜嚢胞はETVに準じた手術となる。当施設では嚢胞と脳室，嚢胞と脳槽の両方に交通をつけるventriclocystocisternostomyを行なっている。

脳室穿刺まで

Burr holeはcoronal sutureの1cm前でmidlineより2.5cm右もしくは左に外側に穿つ。そのburr holeに合わせた皮膚切開をおく（図2a）。当施設では成人の場合はstraight incisionをおいている。小児，特に乳幼児の場合はシャントになる場合を想定し，シャントの走行と皮膚切開が干渉しないようなC型の皮膚切開をおき，CSF leakを防止するため帽状腱膜もC型に切開し，burr holeを覆って縫合できるように乾燥しないように温存している。

軟性鏡を用いる場合はある程度の調整は可能であるが，硬性鏡を用いる場合はMRIのsagittal像をみながら開窓をplanningしている部位とMonro孔とを結んだ延長上にburr holeがくるように調節しなければならない。

この脳室穿刺までの手順はきわめて重要であり，このburr hole設置が計画どおりに行かない場合その後の手術に大きく支障をきたすことがあるので注意する必要がある。Burr holeがずれる原因として，皮膚切開を開けておく開創器の重みで切開が後方にシフトしてしまうことや，皮膚切開の中心でburr holeを穿つことができなかった，などが考えられる。Burr holeを穿つことができたら，硬膜を手順どおりに焼灼して切開する。前述したがドリルで開けた直径11mmのburr holeに直径5.8mmのPeel-Awayシースを進入させるため硬膜は可能な限り広く切開する。この直下に静脈がみられた場合は焼灼せず，burr holeをダイヤモンドバーなどで拡大し，大きな静脈は必ず避けるようにする。

乳幼児の場合はCSF leakを防ぐため硬膜を内視鏡抜去後，watertightに縫合できるよう十字切開ではなく線状にやや長く切開している。そのあと，burr holeを拡大もしくは小切開をおいている。

当然のことであるが，脳室穿刺は脳溝からではなく，脳回上から穿刺する。脳溝から穿刺しシースを挿入すると2つの脳回を損傷することになる。また脳溝には血管が走行しているため脳溝の深いところからの穿刺は出血のリスクがある。脳室穿刺はいきなりシースを挿入することはせず，細い脳室穿刺針から穿刺を開始する。このとき事前に画像より脳表から何cmで前角に到達するか計測しておくことが重要である。計測より深い穿刺で髄液が流出した場合は対側の側脳室に到達している可能性を常に念頭におく必要がある。穿刺針から髄液の流出がみられたら次にPeel-Awayシースを挿入する。外筒の長さを穿刺部から計算し，peel awayしてから穿刺する。Peel awayしたシースは4本のモスキートペアンで固定するが，緩めに固定するほうが内視鏡の可動性が上がる[3]。

内視鏡操作

　術前に光源が作動することを確認する。脳室内で操作を開始する前にwhite balanceの調整も終了する。画面の上下左右と実際の上下左右が合致しているか確認することも重要である。また軟性鏡の場合，先端の可動域を把握しておくことも重要である。

　手術台をやや低めに設定し，無影灯を消してシースの内筒を抜去し，外筒をガイドに脳室内に進入し操作に入る。アートセレブ®を灌流しながら操作を行うが重要な点は灌流量とシースの隙間から流出する排出量が一定であることを常に確認することである。灌流液の排出が停滞すると頭蓋内圧の亢進が生じ，徐脈を生ずることもあるので十分注意する。当施設では助手にシースの隙間から灌流液の流出があるか常に確認するように指導している。

　側脳室に入るとMonro孔から突出したくも膜囊胞の上壁が確認できる（図3）。この上壁はくも膜囊胞壁と第三脳室底部で構成されているため，血管に富み，比較的硬い膜構造となっている。この上壁の先は囊胞の中であり，重要な構造は存在しない。そのため囊胞が縮小する前にバイポーラーなど焼灼器具を用いて手早く囊胞の上壁を開窓することがポイントである。硬性鏡を用いる場合は鋏を用いて切開する。切開が十分でなかった場合はエクスパンサーバルーンカテーテル™などを用いて上壁のstomaを拡大する（図4）。次に内視鏡を囊胞内に進めると美しい光景が広がる（図5）。視野には下垂体茎，下垂体，鞍背，斜台，両側内頚動脈から後交通動脈，後大脳動脈，脳底動脈で構成されるWillis動脈輪がみられる。周囲の構造を観察したのち，囊胞下壁と橋前槽と交通をつけるべく鉗子を用いて脳底動脈と斜台の間に小孔を開ける。上壁と異なり，下壁を開窓する際は周囲にvital structuresが存在するため上壁のようにバイポーラーなどの器具は用いることは避けたほうがよく，鈍的な開窓が望ましい。この小孔をエクサパンサーバルーンカテーテル™などを用いて拡大する。To-and-fro movementがみられた場合交通がついたと判断する（図6）。

　最後に人工髄液の灌流量を減らし，周囲の出血の有無を確認する。出血している部位があれば人工髄液の灌流をしばらく行い，止血を行う。止血を確認したらシースの中に内視鏡を収め，固定を解除する。ゆっくり内視鏡とシースを抜去し，tractに出血がないか確認をする。もし出血がみられた場合はそこで止まって灌流を継続し止血を確認する。最後に髄液漏や硬膜下水腫を防ぐためにスポンゼル®やゼルフォーム®などで三角錐のプラグを作製しtractに栓をするように挿入し，皮膚を縫合して手術を終える。乳幼児の場合は硬膜をwatertightに縫合した後，burr holeを帽状腱膜で覆うように縫合し，最後に皮膚を縫合して手術を終える。

図3　鞍上部くも膜嚢胞の上壁①

Monro孔よりせり出したくも膜嚢胞の上壁。これは第三脳室底も含んだ構造をしており，血管に富み比較的硬い場合がある。

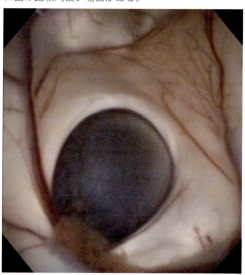

図4　鞍上部くも膜嚢胞の上壁②

バイポーラーなどで焼灼したのち，上壁を開窓する。Stomaが小さい場合はエクスパンサーバルーンカテーテル™などで拡大する。

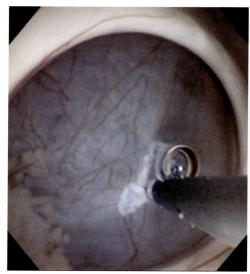
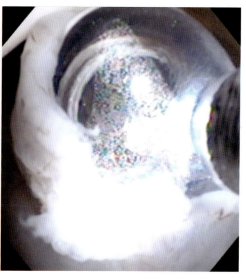

図5　鞍上部くも膜嚢胞内
Stomaから嚢胞内に入ると嚢胞下壁越しに解剖学的構造が観察できる。鞍背と脳底動脈の間のスペースに開窓し，嚢胞と脳槽の交通をつける。

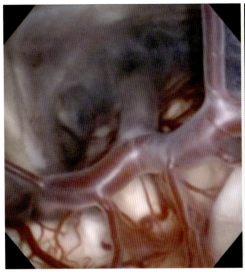
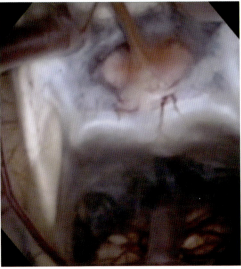

図6　鞍上部くも膜嚢胞の下壁の開窓
下壁の開窓は鉗子を用いて鈍的に慎重に行う。Stomaが小さい場合は同様にバルーンで拡大する。

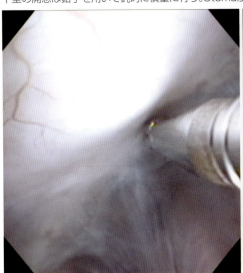
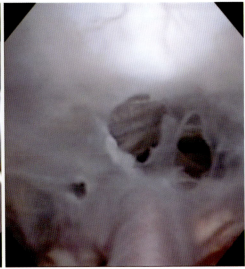

▶中頭蓋窩くも膜囊胞

鞍上部くも膜囊胞と異なり，中頭蓋窩くも膜囊胞は硬膜直下にくも膜囊胞が存在する。そのため髄液を遮断する脳実質がなくより髄液漏に対する工夫が必要となる。

内視鏡挿入まで

前述の体位を取った後，皮膚切開は耳介前部からhair lineの内側で弧状の皮膚切開をおき，側頭筋を含め皮膚筋肉弁として翻転する。開窓をする脳底槽に直線的にアプローチできるようにくも膜囊胞直上に直径3cm程度の小さなcraniotomyを行う。

骨片除去後，術後の硬膜下水腫を防止するために骨のedgeに穴を数カ所開け，硬膜とその直下のくも膜囊胞の外膜を一緒に頭蓋骨にtenting sutureをおく（図7）。

図7 中頭蓋窩くも膜囊胞の外壁

Burr holeを1つ穿ち，小開頭を行う。硬膜は髄液漏を防ぐためにwatertightに縫合できるように線状に切開する。術後の硬膜下水腫を防止するため骨縁と硬膜，くも膜囊胞の外膜を一緒にtentingを十分に行う。

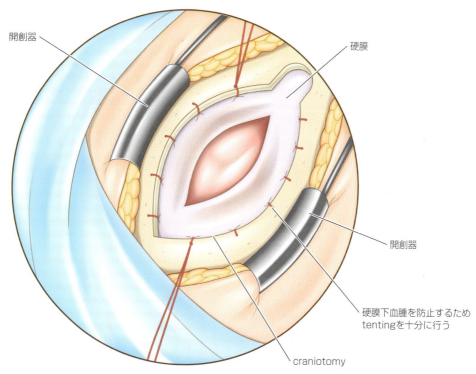

内視鏡操作

　硬膜を焼灼し，最終的にwatertightに縫合できるように硬膜を比較的長めの線状に切開する。このとき，くも膜嚢胞の外膜も同時に切らないようにする。くも膜嚢胞の外膜を切開し，ここから内視鏡を導入する。直下に嚢胞が存在するためシースは不要となる。前述のとおりここでも灌流液が内視鏡と外膜切開部から適量排出されていること確認が重要である。内視鏡を導入し脳槽側を確認すると，くも膜嚢胞の内膜越しに小脳テント，内頸動脈，中大脳動脈，後大脳動脈，視神経・動眼神経などが確認できる（図8）。中頭蓋窩くも膜嚢胞の開窓の場合は開窓する内膜の向こう側に重要な構造があるため，どの部位で安全に開窓できるかの判断が重要である。一般的に図9のように小脳テントと動眼神経（occulomotor nerve）の間，シルビウス静脈（sylvian vein）と動眼神経の間，opticocarotid space，前視交叉槽（prechiasmatic cistern），対側のopticocarotid spaceなどが開窓の選択肢となる。開窓する部位が決まったら鉗子を用いて鈍的に開窓を行い，エクスパンサーバルーンカテーテル™もしくは鉗子を用いて開窓部を拡大する（図10）。開窓した部位から脳槽側を観察すると中大脳動脈，視神経などが確認できる（図11）。開窓部が小さい場合は2カ所開窓することが望ましい[3]。

　開窓後，灌流液の速度を緩めて出血の有無を確認する。内視鏡を抜去し，硬膜をwatertightに縫合し，骨片を戻して皮膚を縫合する。

図8　中頭蓋窩くも膜嚢胞の内部
外膜を切開し，内視鏡を導入。内壁越しにa～eの解剖学的構造が確認できる。

a：左シルビウス静脈
b：テント切痕
c：左中大脳動脈
d：左動眼神経
e：左側頭葉

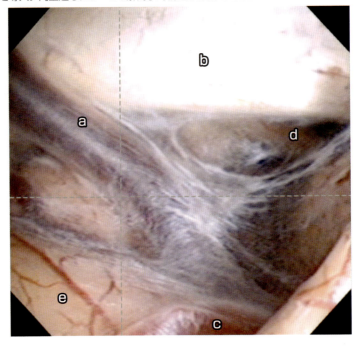

図9　中頭蓋窩くも膜嚢胞の開窓部位
図のa〜eの5つの部位のうち最も安全に開窓できる部位を選択する。

a：小脳テントと動眼神経の間
b：動眼神経とシルビウス静脈の間
c：Opticocarotid space
d：前視交叉槽
e：反対側のopticocarotid space

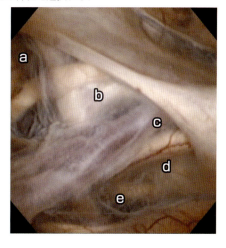

図10　中頭蓋窩くも膜嚢胞内壁の開窓
開窓する部位を決めたら鉗子で鈍的に内壁を把持してstomaを形成する。この症例では右側の青い部分が開窓できている。

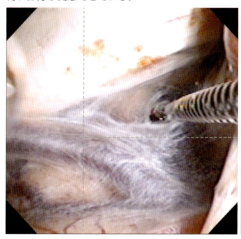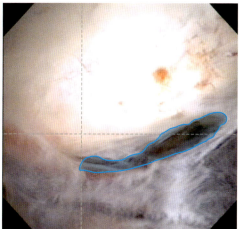

図11　中頭蓋窩くも膜嚢胞内壁から脳槽内を確認
Stomaから脳槽側を観察し，確実に交通できているか確認する。

a：左中大脳動脈
b：左視神経

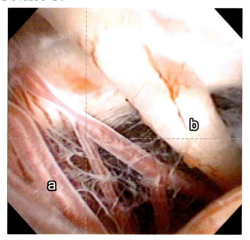

▸合併症

くも膜嚢胞の神経内視鏡手術で最も注意しなければいけないのは出血と重要な構造物の損傷である。出血は人工髄液の灌流によって止血できる事がほとんどではあるが，視野が赤くなるほどの出血がみられた場合は内視鏡を動かさないのが第一である。対応についての詳細は他項(p.56)に譲る。重要な構造物の損傷に関しては，鞍上部くも膜嚢胞では嚢胞下壁と橋前槽に交通をつける際が，中頭蓋窩くも膜嚢胞では内壁を基底槽と交通をつける際が最もリスクが高い。鞍上部くも膜嚢胞では中脳水道が開存している場合は少なくとも脳室と嚢胞に交通がついていれば効果は期待できるので，過度なリスクを冒して脳槽と交通をつける必要はない。また中頭蓋窩くも膜嚢胞はリスクが高いと判断された場合は顕微鏡下の開窓術に切り替え，直視下で開窓するのも選択肢の1つである。

治療のポイント

▸どこまで交通させるか

くも膜嚢胞の治療のポイントは嚢胞と正常組織への圧迫解除，水頭症を伴っている場合の髄液循環路の閉塞解除，そして嚢胞の再貯留防止である。そのためのmodalityとして神経内視鏡を用いた治療が近年より一般的になってきた。鞍上部くも膜嚢胞では神経内視鏡での治療が第一選択となるが神経内視鏡の操作も重要であるが，内視鏡操作に入る前の手順も非常に大切である。再発の頻度をみると嚢胞の上壁のみを開窓し脳室と嚢胞のみに交通をつけたventriclocystostomyとさらに嚢胞下壁を開窓し橋前槽との交通もつけるventriclocystocisternostomyを比較すると前者が16～27.3%であるのに対して後者は0～8%とされ，ventriclocystocisternostomyまで行うことが望ましいと思われるが，開窓が困難な場合はリスクを負ってまで行う必要はないと考えられる。

▸予防的手術をどうとらえるか

中頭蓋窩くも膜嚢胞はその症状が非特異的であることが多く，手術適応に関してはまだまだ議論のあるところである。無症状であったとしても頭部を打撲した際に起こりうる頭蓋内出血を回避する予防的な手術を提唱する脳神経外科医もいるが，自然経過での頭蓋内出血のリスクは年間0.04%以下という報告もあり，予防的手術が果たしてjustifyされるかは議論が必要である。

▸どの手術を選ぶか

中頭蓋窩くも膜嚢胞には，顕微鏡下開窓術，神経内視鏡下開窓術および嚢胞－腹腔シャント術がある。Chenらのsytematic reviewによると3つのmodalityはいずれも高い症状の改善率と嚢胞の縮小率が得られたが，short-term complicationは顕微鏡下開窓術が多く，long-term complicationはシャント術で多くみられるため，内視鏡下開窓術が最も望ましい治療法であると結論づけている[4]。

おわりに

　くも膜嚢胞の神経内視鏡治療に関して鞍上部，中頭蓋窩くも膜嚢胞を中心にまとめた．部位によっては手術適応が明確でない問題もあるが内視鏡を用いた治療はよいoutcomeが得られていることは確かである．非侵襲的治療としてより安全に治療が行われるよう器具の進歩も望まれる．

文献

1) Richard WH, et al. Youmans Neurological Surgery sixth edition Section IV Pediatrics Chapter 178 Arachnoid cysts Wetjen NM and Walker ML 2011. p1911-17.
2) 山崎麻美，坂本博昭編．小児脳神経外科改定2版　第5章先天性疾患 くも膜嚢胞・頭蓋内嚢胞性疾患，金芳堂，2015. p346-79.
3) 下地一彰，宮嶋雅一. NS Now No.11小児脳神経外科　安全な手術のコツを伝授　くも膜嚢胞，メジカルビュー社，2010. p120-31.
4) Chen Y, Feng HJ, Li ZF et al. Treatment of Middle Cranial Fossa Arachnoid Cysts: A Systematic Review and Meta-Analysis World Neurosurg 2016; 92: 480-90.

II. スタンダード編

脳内血腫

山本拓史　順天堂大学医学部附属静岡病院脳神経外科

本疾患について

　脳内出血に対する手術適応は血腫部位によって異なるものの，わが国における外科的治療の適応基準は，主に開頭術を前提としたものであった。しかしながら，低侵襲な内視鏡下血腫除去術が普及するに従い，従来の手術適応とは異なる判断を要する場合もあり，個々の症例において内視鏡手術の特性を十分に理解したうえでの検討が必要となる。原則，脳内出血の手術適応は『脳卒中治療ガイドライン2015』[1]に準じて判断されるが，ガイドラインは開頭術，定位手術に関するエビデンスに基づいていることを念頭におく必要がある。

適応

　手術適応は重症度に反映する血腫量と神経症状によって決定される。被殻出血では31mL以上の血腫が手術適応であるが，軽症例では，保存的治療で回復することがある一方，血腫量80mL以上の重症例では，手術により生命予後は改善するものの，機能予後改善効果には乏しい。われわれの検討では，神経症候のある血腫量30〜50mL程度の中等症の被殻出血に対して実施する内視鏡下血腫除去術において運動機能を含む機能予後改善が得られる症例が多い[2]。

▶小脳出血

　小脳出血では血腫径3cm以上が外科的治療の基準とされているが[1]，内視鏡下手術は後頭下開頭と比較して手術時間を約1/3程度に短縮かつ同等以上の血腫摘出率が得られ，緊急時に速やかな減圧処置が可能な術式である。American Heart Association（AHA）などの海外のガイドライン[3]では小脳出血に対する外科的治療の推奨度は高く，われわれは血腫径のみならず脳幹圧迫所見や閉塞性水頭症の併発所見で積極的に内視鏡手術を実施している。

▶皮質下出血

　皮質下出血は，早期血腫除去術の有効性を評価したSTICH trialではsurface hematomaとして外科的治療の有効性が示唆されていたが，STICH-II trialではエビデンスの確立には至らなかった。わが国で普及している術式では開頭術に比して低侵襲性の利点は少なく，慎重に適応を検討すべきである。

▶脳室内出血

　脳室内出血に関しては，ほかの脳内出血のような減圧的効果のみならず，水頭症解除，血腫毒性の早期除去など新たな病態改善効果も期待され注目度が高い。近年，水頭症の病態理念が議論されており，血腫除去による閉塞機転の解除は，

髄液循環の正常化のみならず髄液のosmosisやplus waveの改善などの二次的効果も期待されており内視鏡下血腫除去術の意義は大きい。また，従来は手術適応に乏しいとされた視床出血も，脳室穿破した症例では内視鏡を用いることで錘体路を損傷することなく視床内血腫除去が可能で血腫摘出例では速やかな意識改善効果が得られた症例も少なくない。さらには，くも膜下出血やもやもや病に合併した脳室内血腫においても，頭蓋内圧を速やかに減ずることで根治的治療までの補助的手術としては役割も果たすことが可能な手技である。

診断

初期診断には頭部CTが有効であるが，いかなる部位の出血であっても出血源の検索は行うべきである。通常は造影CTもしくは造影3D-CTAを行い破裂動脈瘤，脳動静脈奇形（arteriovenous malformation；AVM）などの器質的血管異常の有無について評価し，場合により脳血管撮影やMRI/MRAなどの検査も追加し手術適応を決定する必要がある。また，再構成による3D画像にて三次元的に血腫の形状を把握することは，手術時における穿刺部位，trajectoryを決定するうえで参考となる（図1）。近年高齢者の脳内出血が増加の傾向にあり，抗凝固薬，抗血小板薬などの抗血栓薬の内服歴の聴取に加え，中和薬のある抗凝固薬（ダビガトラン，ワルファリンなど）の内服歴がある場合には，手術に先立ち中和薬（イダルシズマブ，乾燥濃縮人プロトロンビン複合体）を投与し凝固機能を確認すべきである。中和薬のない抗血小板薬を服用中の患者では，血小板輸血を行いつつ手術を行うか，症例の病状が許せば待機的手術も検討すべきである。

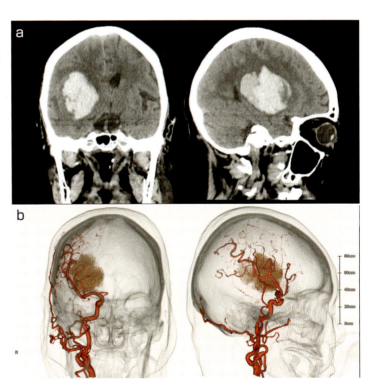

図1　被殻出血の3D-CT画像
術前に3D画像で血腫形状を把握するとともに造影CT（a）および3D-CTA（b）にて血管異常の有無を評価しておく。

準備

準備する機材は，透明シース，血腫除去用吸引管，そして内視鏡である．内視鏡は主に硬性鏡を使用し脳室内血腫などの特殊な場合に軟性鏡を用いる．透明シース，吸引管には，数種類のサイズがあり，用いる内視鏡の径によって決定される．内視鏡径が2.7mmであれば内径6mm，内視鏡径4mmであれば内径10mmのシースが目安となる．吸引管はシャフトの変形によりシース内操作が不良となるため内視鏡手術専用とし，2，3本の交換用シャフトを用意しておくとよい（図2）．

手術室のセットアップでは，テント上の血腫では仰臥位とし頭部をやや挙上，小脳出血では全身麻酔下に側臥位を基本としている．セットアップは，ほかの術式同様orientationが理解しやすい位置に立ち，自然な体勢で疲れにくい場所にディスプレイをセットする．

図2　各種透明シースと血腫除去用吸引管

使用する内視鏡，吸引管の径に応じて必要最小限のサイズのシースを選択する（a）．
①：ニューロポート™ミニ（オリンパス，内径6mm）
②：クリヤーガイドシース（町田製作所，内径6mm/外径8mm）
③：クリヤーガイドシース（町田製作所，内径8mm/外径10mm）
④：ニューロポート™（オリンパス，内径9mm）
血腫除去用吸引管は内視鏡専用としてシャフトを変形させないように使用する．凝固素子としても使用するため電気メスへの接続コードも併せて用意するとよい（b，c）．

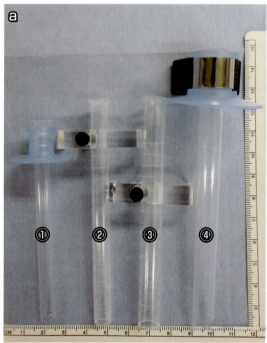
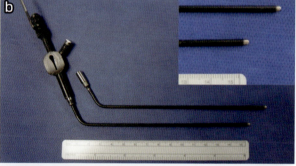
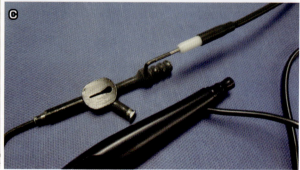

● スタンダードテクニック

　内視鏡下血腫除去は，「穿頭」「穿刺」「血腫除去」「止血」の4ステップで手術を進める。

▶穿頭

　Burr holeはtrajectoryの始点となるため，eloquent areaや錘体路などの重要な神経路を損傷しないように決定されるべきである。至適部位は出血部位，血腫形状によって異なるが，被殻出血，脳室内血腫では，正中線をnasionより後方へ10〜13cm，血腫側の外側へ3〜4cmの点（Kocher's point）近傍にburr holeを穿つことが多い。小脳出血では，耳介後縁もしくはmastoid processとoccipital inionの中点でtransvers sinusを損傷しない後頭骨にburr holeを穿つことが多い（図3）。皮質下出血では，血腫直上に穿頭する場合が多いが，脳表に広がるような血腫では，血腫から離れた部位にburr holeを穿ったほうがよい場合もある。

　皮膚切開は，出血性トラブルに備え開頭に移行できるような切開が好ましく，十分な大きさのburr holeが作製できるだけの長さが必要である。穿頭ではburr holeの大きさも重要である。挿入する透明シースの十分な可動性が確保できるだけの大きさが必要で，浅い血腫ほど大きなburr holeを作製したい。透明シースのサイズにもよるが，直径15mm程度は確保したい。Burr holeの大きさが十分でない場合，透明シースの可動性に制限を受け横に広がる血腫の摘出操作や血腫壁からの出血への対応が困難な場合がある。

　皮質下出血のように脳表から浅い血腫の場合にはシースの到達範囲は限定的であり，小開頭による顕微鏡手術も検討すべきである。

図3　小脳出血の皮膚切開とburr hole

小脳出血では，occipital inion（OI）と乳様突起（MP）の中点で，transvers sinusを損傷しない点にburr holeを穿つ。

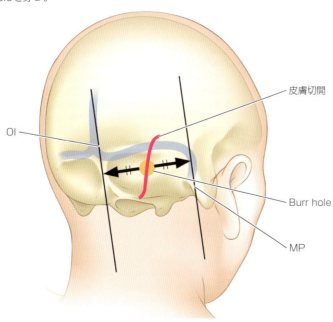

▶穿刺

　穿頭に次いで透明シースの穿刺（留置）を行う。脳表に発達した架橋静脈が走行する際には静脈損傷に注意し，シース先端により脳実質が圧迫挫滅を受けないよう，脳表のくも膜を十分に切開しておく。透明シースの挿入は方向を誤ると大きな侵襲を残すことになるので，方向のみならず深さも確認しながら行う。著者らはまず脳室穿刺針も用いた試験穿刺で血腫を確認したのち，シース内筒，シース外筒の順にtrajectoryを拡張しながらの留置を推奨している。通常，被殻出血であれば4～5cm，小脳出血では2～3cmで血腫へ到達する。不用意な深部への穿刺は脳幹損傷の危険があり回避すべきである。小さな血腫では定位脳手術やナビゲーション，超音波エコーも有効である。

▶血腫除去

助手の役割と洗浄

　透明シースが血腫に到達したことを確認したのち，内視鏡操作ともに血腫除去を開始する。通常は内視鏡と吸引管を操作する術者と透明シースを保持する助手に役割を分担して行うが，施設によっては術者自身が透明シースを保持しながら血腫吸引を行うこともある。原則的には，透明シースの方向性は術者が誘導し，助手は操作の邪魔にならないように親指，人差し指の2本で透明シースを保持する。保持した部分を支点として自由に動かせるとよい。また，透明シースの深度は助手が調節するとよい。イリゲーションサクションを用いる術者には必要ないが，シース内（血腫腔内）に洗浄液（人工髄液）を注入することも助手の役割である。透明シースとは反対の手に洗浄用シリンジを持ち，術者の指示に合わせてシース内の洗浄を行う。

　止血操作では少量の滴下，出血点の確認では持続的な洗浄が有効で，助手による血腫腔内の洗浄では注入と吸引が同時にできるメリットもある。また，内視鏡が血液で汚れた場合にも，少量の洗浄液の注入で容易にクリーニングできる。

吸引操作

　血腫吸引は浅いところから深部に向けて吸引していくとorientationを保ちながらの血腫除去が容易となる。通常，シース先端を脳実質と血腫の境界に誘導しながら血腫除去を開始する。透明シースの外側には白色の脳実質があることで，シース内の視野が明るく保たれる（図4）。血腫が減圧されると同時に頭蓋内圧も降下，脳実質のコンプライアンス改善により可塑性が増し，透明シースの操作性が向上する。基本的には透明シース直下の血腫を吸引していくが，透明シース越しに残存血腫の方向を確認しつつ，こまめに透明シースの方向を変えながら，血腫除去を進めていく。ときに硬い血腫に遭遇することもあるが，シースや吸引管で血腫を押し込むような操作は避け，シースを水平面で移動させ吸引可能な部位の血腫を徐々に摘出していく。

　経験的に血腫と脳実質境界部の血腫は中心部よりも吸引しやすい場合が多く，血腫が硬い場合には積極的にシースを動かし柔らかな血腫を探しながら手術を進めていく。血腫が硬い場合には，一時的に吸引力を強くしたり，太い吸引管を用いたりすることも有効である。

図4　血腫腔内視鏡画像
透明シースの先端（白矢印）を脳実質（brain tissue）と血腫（hematoma）の境界に誘導すると，シース内に明るい視野が得られる。

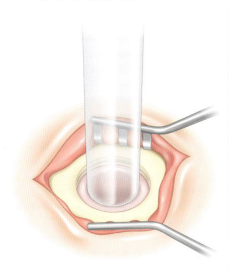
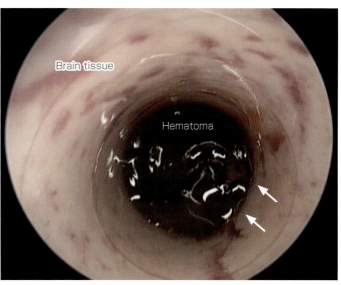

出血源と止血

血腫吸引中，血腫内を走行する小血管に遭遇するが，まめな止血操作を怠るとのちの止血に難渋することがあるため，出血した血管はそのつど止血したほうがよい。被殻出血では出血源が最深部に位置することが多いが，著者らは止血が得られている状況では必ずしも出血源の確認は必要ないと考えている。しかしながら，出血源となる穿通枝はときに発達した血管のこともあるため，持続性の出血が確認された場合には確実な止血を行うべきである（図5）。歯状核に血腫を形成するような典型的な小脳出血では，大きな穿通動脈に遭遇することはまれで，血腫量も比較的少量であるため血腫吸引自体は比較的容易な部位となる。さらに，第四脳室への脳室穿破を伴っている場合は，血腫を深部に向けて順に吸引することで，第四脳室に到達し必要に応じて脳室内血腫除去も可能である（図6）。しかしながら，小脳虫部に首座のある血腫や，くも膜下出血を合併する症例では，AVMやdistal posterior inferior cerebellar artery (PICA) aneurysmからの出血のこともあるため，十分な術前検査が必要である。

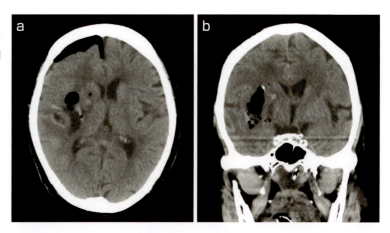

図5 被殻出血の術後CT
図1の症例の術後CT。血腫は全摘出され，後出血，再出血はない。手術時間54分。

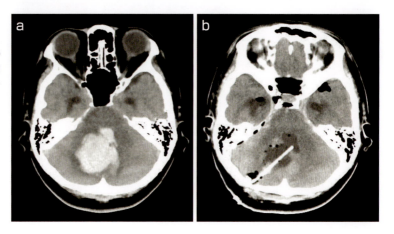

図6 小脳出血
第四脳室への穿破を伴う右小脳出血（a）。内視鏡手術にて脳実質内，第四脳室内の血腫は摘出されている。本症例では，内視鏡下に第四脳室内にドレーンを留置した（b）。

脳室と解剖学的指標

　脳室内血腫の摘出では，いくつかの解剖学的指標を確認しつつ手術を行う。脳室壁の静脈系に加えMonro孔，脈絡叢や脳弓を確認しながら手術を進めることで安全な血腫除去が可能となる。手順としては，まず側脳室前角の血腫吸引より開始する。その際も原則に従い脳室上部（浅部）より血腫吸引を行い，徐々に脳室前方の血腫除去を追加してゆく。この時点では無理にMonro孔を視認する必要はなく，前角内側壁に相当する透明中隔のanterior septal veinが確認されればよい。次に，透明シースを後方（後角方向）へ誘導し，側脳室体部の血腫を除去する。その際，側脳室底部の脈絡叢を損傷しないように，側脳室上部（天井面）に沿って透明シースを誘導し血腫吸引を行うが，10cm長の透明シースでは，後角までの到達は困難となるため，シース外での慎重な吸引管操作で血腫を除去することが必要となる（図7）。後角の血腫を除去したのち，脈絡叢を観察しながら透明シース

図7　側脳室後角の血腫

脈絡叢（CP）を損傷しないように透明シースを後角へ誘導し血腫を吸引する。その際，シース先端は後角まで到達できないため，吸引管（suction）をシースの先に慎重に進め，血腫（＊）を吸引する。

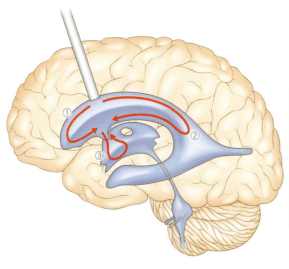
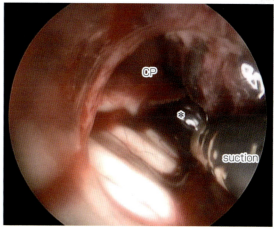

を後方から前方に戻してくる。その際，脈絡叢を前方にたどればおのずとMonro孔に到達し，第三脳室内へのアプローチも可能となる（図8a）。しかしながら，急性期の水頭症症例ではMonro孔は十分に拡張しておらず第三脳室内での透明シース操作は限定的となるため，第三脳室後半部への血腫は可及的摘出にとどめるべきである（図8b）。過度の操作により脳弓を損傷しないように注意しなくてはならない。

▶止血

出血点の確認と止血の手技

　残存血腫がなくなれば内視鏡下での処置はほぼ終了であるが，最後に止血手技について述べる。出血の際には，常に血腫腔内に貯留する血液を吸引しつつドライフィールドを確保することが重要で，破綻血管や出血点を確認したのち，吸引管を用いて焼灼凝固を行う。吸引管を用いた止血では，金属製の吸引管先端に電気（高周波）メスからの通電により焼灼凝固を得て止血するものであるが，電気メス接続一体型や吸引管と電気メス本体とを接続するユニバーサルケーブルが市販されており，術者のフットスイッチ操作にて通電が可能となりより簡便に止血が可能となった（図2b, c）。

　出血点は低出力で数回に分けての通電により焼灼したほうが結果的にうまく止血できる場合が多い。高出力短時間の通電で焼灼凝固することも可能であるが，吸引管先端に血腫や血管が炭化接着しやすく，炭化（焦げ）を剥がすと同じ部位からの出血を繰り返すこととなるため注意を要する。通電の際，少量の人工髄液などを注入しながら行うと，過度の温度上昇が抑制され炭化による接着が起こりにくくなる。

図8　Monro孔近傍の血腫と第三脳室

Monro孔から第三脳室に陥頓する血腫（＊）を慎重に吸引する（a）。原則，第三脳室内（☆）にはシースの挿入を控え，吸引管のみで第三脳室内（☆）の血腫を吸引し，脳弓（fx）の損傷を回避する（b）。

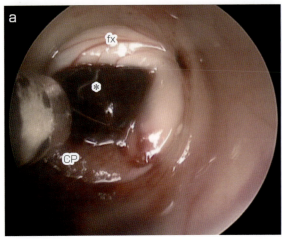
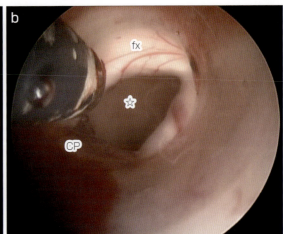

また、人工髄液を用いた持続洗浄も止血には有効で、止血効果とともに血腫をシース外へ洗浄排出することで血腫の再貯留の抑制効果もある。焼灼凝固が困難なoozingではサージセル®の小片による圧迫止血も有効な止血手段となる(図9)。

症例に応じた検討

血腫摘出は、病状、病態さらには術者、施設の方針によって異なり症例ごとに検討されるべきでるが、一般的には頭蓋内圧の減圧を第一の目的とし、病態によっては閉塞性水頭症の閉塞機転の解除を目的としている。さらには、残存血腫による血腫毒性の減弱に努め可及的全摘出を目指すが、吸引困難や不整形、最深部の血腫などで過度に手術時間を費やすようであれば、血腫腔にドレナージを留置し可及的摘出にとどめる場合もある。また、動脈瘤破裂に合併した脳室内血腫などでは、動脈瘤への根治的治療前ではあえて出血源近傍へのアプローチを避けるなどの配慮が必要である。

閉創時、burr holeが整容的に問題となる場合は、チタンプレートやバーホールキャップなどを用いて形成を行う。血腫が摘出され、止血が完了していれば必ずしもドレナージチューブを留置する必要はない。

周術期管理

周術期管理は、保存的治療、開頭血腫除去術などと同様で内視鏡手術特有のものはない。手術直後から数日は厳重な血圧管理を行い再出血の予防に努めると同時に、全身合併症に注意しつつ、低侵襲性を活かし、より早期からのリハビリテーションを実施し機能予後改善に努める。

図9 サージセル®による圧迫止血

助手がしっかりと透明シースを保持した状態で、サージセル®(*)の小片(1cm×1cm)を血腫腔に挿入し(a)、内視鏡下に吸引管による圧迫止血を試みる(b)。留置するサージセル®は出血点のメルクマールとなる。

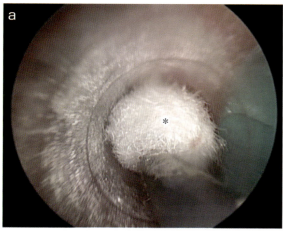
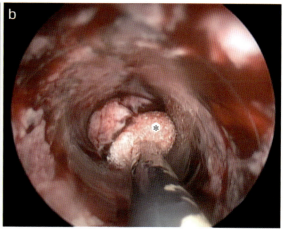

治療のポイント

どのアプローチを選択するか？

　内視鏡下血腫除去術においてtrajectoryの決定は重要であるが，両側性脳室内血腫では，片側アプローチ，両側アプローチ，あるいは後角アプローチなどが想定され，その選択は異なり一様ではない．一般的な視床出血脳室内穿破では，出血側の前角アプローチを選択する．血腫が対側−側脳室におよぶ場合，透明中隔を開窓し対側の血腫を除去することも可能である（図10）．ただし，左右同程度に鋳型上血腫が形成され，血腫が後角，下角に及ぶような症例や透明中隔腔が発達しているような症例では，両側の前角穿刺によるアプローチを選択する場合もある．尾状核近傍の出血では，比較的容易に脳内血腫にもアプローチできるため，脳室内のみならず尾状核内の血腫も摘出することが多い．一方，視床出血では血腫により視床が脳室内に膨隆しており，しばしば後角へのアプローチの妨げとなり後角に貯留する血腫の摘出が困難となる．そのような場合，血腫穿破部位より視床内へ透明シースを誘導し視床血腫を摘出することで後角へのアプローチが容易となる．症例によっては後角側に穿破部位をもつ視床出血もあるが，そのような例では後角穿刺によるアプローチが有効である．視床内の血腫除去では，その出血源となる穿通枝の違いより止血操作に難渋することがあるが，われわれは血腫の形状が部位からの出血源を想定した視床出血の分類を行い[4]，アプローチ決定の参考にするとともに血腫摘出の際に出血源のorientationを明確にすることで不測の出血に対応している．

図10　脳室内穿破を伴う視床出血
右前角アプローチにて脳室内および視床血腫を摘出，透明中隔の開窓により対側−側脳室の血腫も摘出し，急性水頭症は解除された．

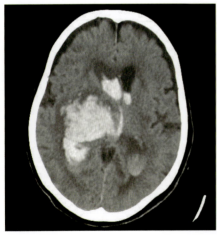
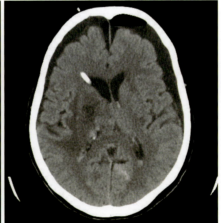

▶ 異常出血への対応

最後に，血腫除去中の異常出血への対応について述べる．出血の際には，前述のさまざまな止血操作を試みるが，それでもシース内から湧き上がるような出血を認める際には速やかに開頭術に移行すべきである．インフォームド・コンセントに基づいてなされるべき処置であるが，いったん閉創することなく皮膚切開を延長しburr holeから広げる小開頭での処置が推奨される．内視鏡のtrajectoryに沿って血腫に進入し顕微鏡下に止血を試みる．内視鏡手術よりは大きなcorticotomyが必要となるが，再出血や血腫増大による侵襲と比較すればやむをえない処置となる．時間的余裕があればCT検査なども有効ではあるが，頭蓋内圧亢進や脳ヘルニアの回避などの不可逆的変化を防止する処置を最優先すべきである．

術前準備の段階で，皮膚切開，burr holeの設定について万が一を想定した準備がされていれば万全である．

文献

1) 日本脳卒中学会 脳卒中ガイドライン委員会. 開頭術, 神経内視鏡手術. 脳卒中治療ガイドライン2015, 株式会社協和企画, 2015. p155-9.
2) 山本拓史, ほか. 被殻出血に対する神経内視鏡の有効性. 脳卒中の外科 2013; 41: 183-6.
3) J. Claude Hemphill III, et al. Guidelines for the management of spontaneous intracerebral hemorrhage. Stroke 2015; 46(7): 2032-60.
4) Teramoto S, Yamamoto T, et al. Novel anatomic classification of spontaneous thalamic hemorrhage classified by vascular territory of thalamus. World neurosurgery 2017; 104: 452-8.

II. スタンダード編

下垂体手術

阿久津博義　筑波大学医学医療系脳神経外科

本疾患について

　下垂体腺腫は下垂体という内分泌臓器に発生する腫瘍であり，本疾患を扱う脳神経外科医は内分泌学的な素養を身に付ける必要がある．特に機能性下垂体腺腫は合併症の管理や内科的治療の必要性が高く，代謝内分泌内科医との連携が必須である．手術適応としては視機能障害やホルモン分泌過剰があれば絶対適応だが，下垂体機能低下例や，無症候だが視神経圧迫のある例などは相対適応であり症例ごとに判断する．

　近年は内視鏡の映像技術の進歩，専用の手術器械などの発展により，顕微鏡手術から内視鏡手術への移行が進んでいる．内視鏡は視野角が広く，また斜視鏡を用いることで，海綿静脈洞進展部や鞍上部など，顕微鏡では死角になる部位を直視下に観察できるメリットがある．しかしながら，巨大腺腫などで腫瘍の取り残しとそれに伴う後出血が予想される例では，開頭手術もしくは開頭経鼻同時手術を選択したり，術中CT・MRIで後出血の有無を術中に確認するなどの対策が必要である．

診断

　主な臨床症状は視機能障害と内分泌機能異常であり，眼科的検査と血液検査を行う．特に機能性腺腫では負荷試験を含めた詳細な検査が必要である．また頭部MRIでは腫瘍のサイズ，海綿静脈洞進展，鞍隔膜上進展に加え，MRAで脳動脈瘤（特に内頚動脈瘤）の有無もみておく．CTでは3方向の骨条件で，冠状断は前方は前鼻棘のレベルからトルコ鞍全体を含むfield of view (FOV)で撮像して鼻・副鼻腔の全体の骨構造を把握するとともに，副鼻腔炎などの有無もみておく．当院では耳鼻科で内視鏡下の鼻内チェックも行っている．

準備

▶手術器具

　当院の方法では鼻内操作では術者が内視鏡を保持して片手操作で行うため，剥離機能付吸引管（サクションキュレット）が有用である（図1a）．また耳鼻科の鼻内手術用器械（下鼻甲介剪刀，篩骨洞用・上顎洞用吸引管，Jキュレットなど，図1b）も鼻内操作では非常に使いやすい．

　硬膜切開・腫瘍摘出・再建では，マリアブルの曲がり吸引管や，シングルシャフトでかつマイクロ器械のようなグリップの鋏・鉗子・持針器・バイポーラー

が便利である(図1c～f)。リングキュレットは直・上向き(図1g(1),(2))よりも、縦曲がりのほうがシャフトの回転の動きで剥離できるので内視鏡と器具の干渉が少なく使用しやすい(図1g(3))。また内視鏡手術では顕微鏡手術と異なり、長いバヨネット型の器具(図1h(1))よりも短くて直線的な器具のほうが器具を持つ手が安定し、かつ内視鏡のカメラヘッドや助手の手と干渉せず操作しやすい(図1h(2))。フットペダル連動式内視鏡洗浄シース(エンドスクラブ®など)は視野をクリアに保つのに有用である。

図1　経鼻内視鏡手術器械

a：サクションキュレット。吸引しつつ剥離操作ができる。先端は鋭利で鼻腔粘膜剥離操作に非常に有用。先端鈍のサクションエレベーターという機器もあり。
b：耳鼻科鼻内手術用器械。上からJキュレット，上顎洞・篩骨洞用吸引管，下鼻甲介剪刀。鼻内では耳鼻科用の器具が使いやすい。
c：先端曲りマレアブル吸引管。外側や上方の吸引に便利である。
d：シングルシャフトの鋏，鉗子。直・曲・上向きなどを場面により使い分ける。
e：シングルシャフトの持針器。先端が細いものでは腫瘍の剥離操作などにも有用である。
f：シングルシャフトのバイポーラー。顕微鏡用のバイポーラーに近い感覚で使える。

a
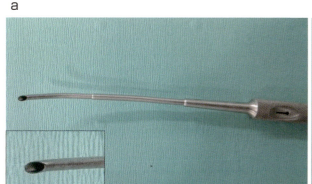

b
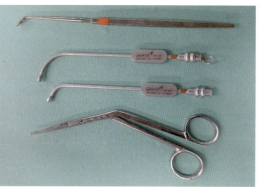

c
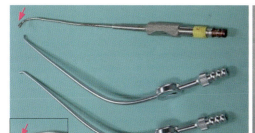

d
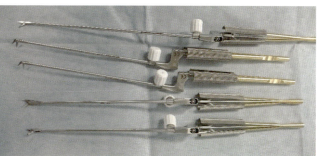

e
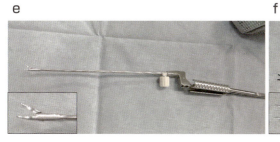

f
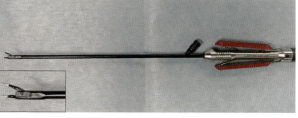

図1 つづき

g：リングキュレット。直（1）・上向き（2）よりも，縦曲がり（3）のほうがシャフトの回転の動きで剥離できるので内視鏡との干渉が起こらず使いやすい。

h：手術器具の長さの違い。顕微鏡下経鼻手術用のバヨネットの長い器具（1）と直線状の短い器具（2）。直線状の短い器具のほうが術者の右手が安定し，かつ術者の右手と内視鏡のカメラヘッドや助手の手との距離が離れて干渉しないことがわかる。

g(1)

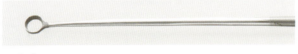

g(2)

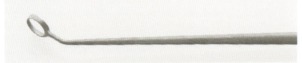

g(3)

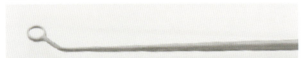

h(1)　　　　　　　　　　　　**h(2)**

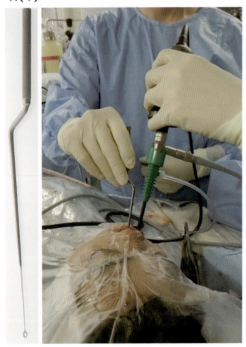 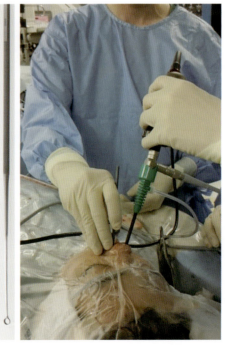

▶セッティング

　術者は患者の右側に立ち，頭位は15°ほど挙上し，頭頂を左に傾け，右に軽度回旋し，頭部を術者側に寄せ，術者と患者の顔面が正対しつつ術者側に近づく位置にして頭部を固定する(図2a，b)。ナビゲーションを設置し，海綿静脈洞内操作をする例では外眼筋モニタを設置する。当院では脳神経外科医の術者は立位で両手操作，耳鼻科医は座位で行う(図2c)。内視鏡保持者用の肘置き手台を設置する(図2a)。器械出し看護師は患者の左側で術者に正対する位置に立つ(図2c)。

▶経鼻内視鏡手術のバリエーション

　鼻鏡使用の有無，内視鏡を人が保持するかホルダーを使用するか(2 hands / 4 hand)，耳鼻科と合同か脳神経外科単独か，など術者や施設間で異なる。それぞれメリット・デメリットがあるが，この分野の先駆者である北米やイタリアの施設では鼻鏡を使用せず，耳鼻科と合同の4 hand surgeryが主流であり，当院も同様の方法で行っている(図2c，d)。この方法では耳鼻科の協力により鼻・副鼻腔機能を最大限温存でき，器具と内視鏡の干渉を素早く防ぎスムーズな操作ができる，術者は摘出手技に集中できて大量出血時も迅速に対応できる，など多くのメリットがあるが，合同で行う耳鼻科医にも高い技術が要求され，また耳鼻科との継続的な協力体制など，施設によっては克服困難な問題もある。

図2　体位，セッティング

a：体位。上体は15°ほど挙上。内視鏡保持者用の手台を手術台に固定する。
b：頭頂を左に傾け，右に軽度回旋し，頭部を術者側に寄せて頭部固定する(写真では術中MRI用のフレームを使用)。
c，d：4 hand surgery。助手は座位で内視鏡を保持し，術者は立位で両鼻腔経由の両手操作。

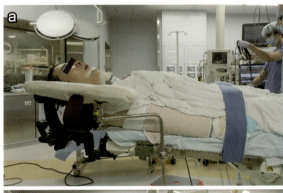
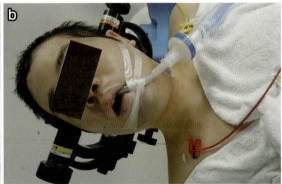
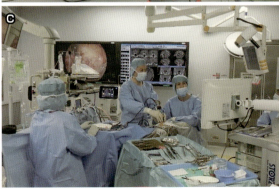
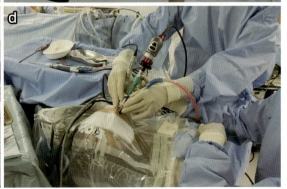

スタンダードテクニック

▶鼻・副鼻腔操作

鼻内操作

　当院では耳鼻科医が座位で内視鏡を左手・手術器具を右手に持って行う。器具の操作性を重視して原則両側鼻孔経由で行っている。まず5,000倍ボスミンガーゼで鼻腔粘膜を退縮させる。鼻中隔粘膜の切開に関してはさまざまな方法があるが，われわれは一側をKillian incision（図3a），対側をrescue flap incision（図3b）[1]の組み合わせで行うことが多い。この方法のメリットは，Killian incision側では鼻中隔粘膜が完全に温存されること，rescue flap incision側では鼻中隔粘膜を軟骨性鼻中隔からは剥がさないため，血流低下による鼻中隔軟骨壊死を防げること，下垂体腺腫の海綿静脈洞浸潤側をrescue flap incisionとすることで術野の外側への展開がよくなること，などである[2]。再発例などで左右の鼻中隔粘膜が癒着して剥離困難な場合は両側rescue flap incisionにする。Killian incisionはモノポーラーを使わずメスで切開したほうが穿孔しにくい。粘膜の骨膜下層に正しく入り，蝶形骨洞前壁まで粘膜下トンネルを作製する（図4a）。初心者は剥離方向が頭側すなわち前頭蓋底に向かいやすいので意識的に鼻腔底方向に向かうようにする。剥離が終わったら鼻孔の所で鼻中隔粘膜から鼻翼側にtucking sutureをかけておくと器具の出し入れがしやすい。

図3　鼻中隔粘膜切開

a：Killian incision。鼻中隔粘膜の皮膚粘膜移行部のすぐ後方で頭尾側方向に直線的な粘膜切開（━）。
b：Rescue flap incision。蝶形骨洞自然孔から中鼻甲介前縁くらいまで前後方向に直線的な切開（━）。蝶形口蓋動脈中隔後鼻枝（→）を傷つけないように注意する。

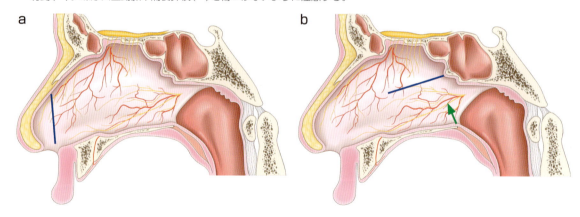

Rescue flap incisionは蝶形骨洞自然孔の位置から中鼻甲介前縁くらいまで直線的な切開である（図4b）。この切開はコロラドニードル®などのモノポーラーで行う。その際に対側粘膜まで穿孔しないように，先に剥離した対側粘膜下にガーゼを置いておくとよい。また切開の方向が鼻腔底側に向かいすぎて蝶形口蓋動脈中隔後鼻枝を傷つけないよう注意する。また後方では蝶形骨洞自然孔から後外側に切開を延ばし，上鼻甲介下端に一部切り込むようにすると，flapを下方に翻転しやすくなる。蝶形骨洞前壁は上下左右に広く露出するため，上方では嗅粘膜を剥離挙上し，外側下方では内側翼突板を一部確認できるところまで粘膜を剥離する（図4c）。

図4　鼻腔内操作

a：Killian incision（右鼻腔）。鼻中隔粘膜皮膚粘膜移行部のすぐ後方の粘膜に上下に切開をおき，サクションキュレットで粘膜を骨膜下剥離。
b：Rescue flap incision（左鼻腔）。蝶形骨洞自然孔から鼻腔底に平行に中鼻甲介（＊）前縁までモノポーラーで粘膜切開。
c：蝶形骨洞前壁露出後。左蝶形骨洞自然孔（→），左上鼻甲介（＊），左中鼻甲介（＊＊）。

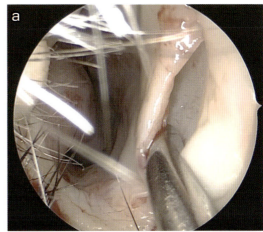
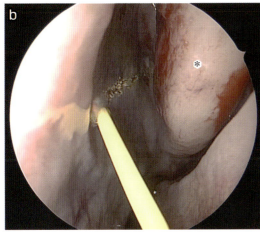
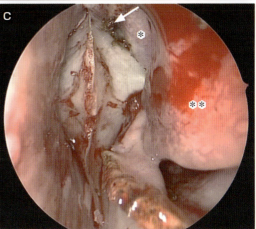

副鼻腔操作

　蝶形骨洞前壁をドリルやケリソンパンチで可及的に大きく開窓する(図5a)。顕微鏡手術に比べて内視鏡手術では内視鏡のスペース確保のため，より大きな開窓が必要になる。蝶形骨洞内の隔壁を削除し，トルコ鞍・頚動脈隆起・両側視神経管を露出する(図5b)。この時点でナビゲーションやドプラも用いてこれらの構造を確実に同定することが重要である。蝶形骨洞の含気の悪い症例ではトルコ鞍や頚動脈隆起が骨内に一部もしくは全部埋没しており，これらを慎重にドリルで削掘する。通常これらの構造を覆っているのは海綿骨であるので，削掘はさほど困難ではない。ただし，海綿骨削除の際に出血するので，吸引しながら両手操作をするのが望ましい。当院ではこの操作あたりから脳神経外科が手術操作を行う。骨削除のためのドリルはシャフトが軽度彎曲し，かつ視神経や頚動脈の熱損傷を防ぐために持続洗浄できるものが望ましい。スチールバーは危険なのでダイヤモンドバーを使用する。

　われわれは蝶形骨洞粘膜は操作に必要な部分のみを剥離し，骨から完全には遊離しない状態で外側や斜台部などに保存しておき，再建の際に利用している(図5c)[3]。

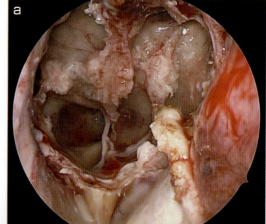

図5　副鼻腔操作
a：蝶形骨洞前壁開窓後。
b：蝶形骨洞中隔をドリルで削除。操作中は器具と内視鏡が干渉しないように，操作部位(＊)を視野の中心からずらすようにする。
c：蝶形骨洞粘膜(＊)を骨から完全には遊離させずに骨膜下剥離し，操作野外に保存しておく。

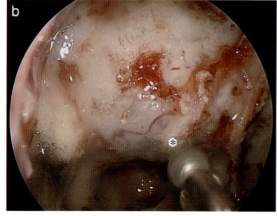
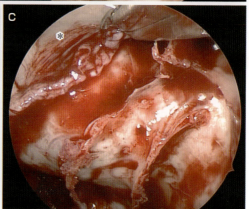

トルコ鞍底削除

トルコ鞍底はドリルで全体に薄くしたのち，一部穿孔してそこから硬膜と骨とを剥離し，ケリソンパンチなどで除去する（図6a，b）。海綿静脈洞浸潤例で同部の摘出を行う例では浸潤側の頸動脈隆起の骨も一部削除しておく。鞍上進展のある症例では鞍結節まで骨窓を十分拡大する。前頭蓋底側進展例では腫瘍の前縁が露出できる程度まで前頭蓋底の骨も削除する。

硬膜切開

縫合しやすいようにH字型に切開する（図6b，c）。まず鎌型メスなどで1カ所硬膜を全層切開した後硬膜と腫瘍との間を剥離し，その後，上向きの鋏で切開を進める。上外側の切開はあまり上まで切開すると鞍隔膜が下降したときに髄液漏が起こるので注意する。切開した硬膜は腫瘍との間を剥離しながら翻転する。

図6　トルコ鞍底削除，硬膜切開

a：トルコ鞍底露出後。この時点でナビゲーションやドプラも使用し，内頸動脈や視神経管などの解剖構造を確実に同定する。
b：トルコ鞍底削除，硬膜露出後。H字型の硬膜切開（点線）をおく。
c：H字型の硬膜切開後。

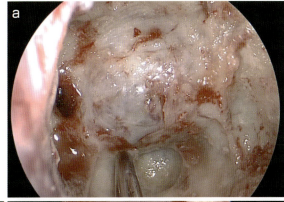
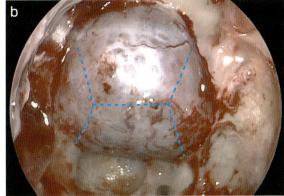
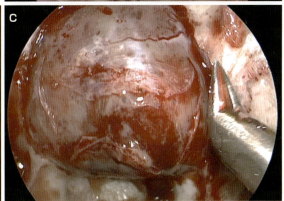

腫瘍摘出

　微小腺腫や比較的小さなマクロ腺腫，線維性の硬い腫瘍では被膜外に剥離して一塊に摘出できる例もあるが，大きめのマクロ腺腫や柔らかい腫瘍では難しいので被膜外摘出にこだわる必要はない。まず最初に前面を大きく露出したのち，表面の被膜状の組織（正確には正常下垂体の一部）を長方形に切り取りそこから内減圧と剥離を進める（図7a）。多くの場合左右どちらかで正常下垂体が厚みを帯びているため，そこで腫瘍と正常下垂体との剥離のプレーンを確保できる（図7b）。腫瘍と正常下垂体と境界を全周性に剥離子やリングキュレットを用いて剥離していく。適宜内減圧して視野を確保する。最初に上前方の剥離を進めてしまうと鞍隔膜が下降してきて視界を妨げるので，まず下方と外側の剥離を行い，トルコ鞍内腫瘍を摘出する。

　海綿静脈洞進展側の摘出では30°の斜視鏡で静脈洞内側壁を直視下に観察しながら摘出する。盲目的な操作はせず，内頚動脈の存在を常に意識して動脈壁に無理な力をかけない。キュレットや先端曲がりの吸引管で内頚動脈サイフォン部の後方に入り込む腫瘍を摘出する（図7c）。静脈洞浸潤のある例では内側壁が欠損して静脈性に出血したり，内頚動脈が露出することがあるので注意する。

図7　腫瘍摘出
a：腫瘍表面の被膜様組織を長方形に切開後トルコ鞍内腫瘍を摘出。
b：左側で正常下垂体（＊）を確認，腫瘍（＊＊）との境界を剥離。
c：右側で海綿静脈洞内側壁（＊＊）を確認（海綿静脈洞内内頚動脈＜＊＞）。この症例では静脈洞浸潤なし。

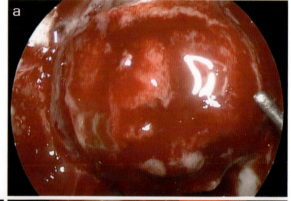
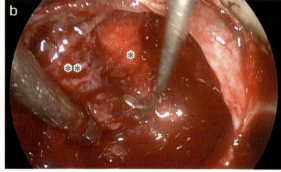
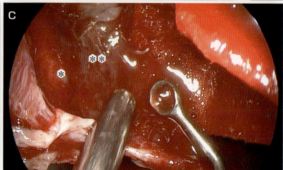

鞍上部腫瘍は30°斜視鏡で見上げるようにしつつ必ず直視下に摘出する。鞍隔膜のくびれがあると腫瘍がなかなか下降してこないので，内減圧しつつ鞍隔膜と腫瘍の境界を全周性に剥離し，鞍隔膜にカウンタートラクションをかけながら軽く腫瘍被膜を牽引することもある（図8a，b）。頭蓋内出血などの重篤な合併症を招く可能性があるので無理な牽引は行わない。あまり時間をかけると腫瘍内出血により鞍上部腫瘍が増大してくるのである程度迅速に摘出する必要がある。腫瘍が全摘出されると鞍隔膜が完全に反転する（図8c）。反転しない場合は腫瘍が残っていることがあるので，綿片などで鞍隔膜を圧排して残存腫瘍の有無を確認する。

図8　鞍上部腫瘍摘出

a：鞍隔膜（＊）から腫瘍（＊＊）を剥離。
b：腫瘍を軽度牽引しつつ鞍隔膜腫瘍表面からを剥離。鞍隔膜にカウンタートラクションをかける。
c：腫瘍全摘出後，鞍隔膜が反転する。

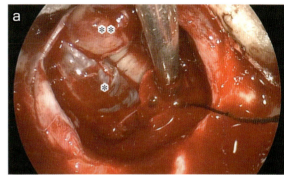
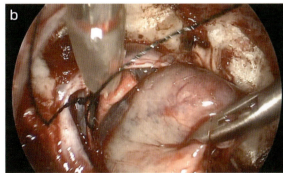
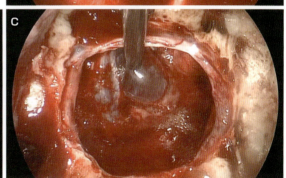

再建

われわれは髄液漏の程度に応じて再建法を変えている。軽度～中等度の髄液漏（下垂体腺腫のほとんどの例）であれば，トルコ鞍内の脂肪挿入＋トルコ鞍硬膜縫合＋蝶形骨洞粘膜弁（図9），高度髄液漏であればin-lay大腿筋膜縫合固定 ＋ over-lay大腿筋膜＋鼻中隔粘膜弁という再建を行っている[3]。縫合は専用の持針器（図1e）で糸は6-0PROLENE®を用いる。硬膜に針をかけたのち，針を鼻腔の外まで出して特殊な方法で結び目を作製し，片方の糸を引っ張ることで結び目を滑らせて術野に送り込む[4]。縫合を行えば硬性再建は不要と考えている。縫合後は硬膜表面を蝶形骨洞粘膜弁で被覆する。粘膜弁の表面にはDuraSeal™を散布するか，SORBSON®を置いて軽く固定している。鼻腔内にも嗅裂部など癒着を予防したいところにSORBSON®を留置している。SORBSON®は自然に溶出する素材であり，抜去の必要もないので管理が楽である。

当院では耳鼻科医が術後1週間，その後，外来で適宜ファイバー観察下にクリーニングと髄液漏の有無や粘膜弁壊死の有無のチェックをするとともに，適宜癒着剥離なども行っており，患者の満足度も高い。

図9 頭蓋底再建
a：トルコ鞍内に脂肪片を充填後，鞍底硬膜を6-0 PROLENE®2針で縫合。
b：蝶形骨洞粘膜弁でトルコ鞍底硬膜を被覆。

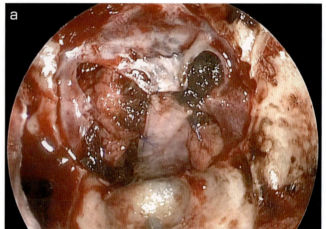
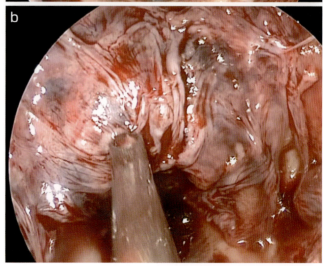

治療のポイント

テクニックのポイント

鼻・副鼻腔操作

- 成人のほとんどで存在する鼻中隔彎曲を最初に矯正し，骨性鼻中隔を削除する（鞍鼻を防ぐため軟骨性鼻中隔は完全に残す）ことで操作空間が拡大する。その際，彎曲の凹になっている側の鼻中隔粘膜を先に剥離すると粘膜が裂けにくい。また，小児で鼻腔が非常に小さい例では通常径（4mm）より細径のスコープ（2.7mm径）を使用するとともに，下鼻甲介粘膜下骨切除を行っている。
- Onodi cell（最後部篩骨蜂巣）がある場合は，上鼻甲介の外側の上鼻道からOnodi cellを開放し，Onodi cellと蝶形骨洞の間の骨を削除する。そうしないとトルコ鞍の上方の露出が不十分になり腫瘍を取り残す原因になる（図10）[2]。

図10 Onodi cell

a, b：CT骨条件 冠状断（a），矢状断（b）。蝶形骨洞（＊＊）の上方にOnodi cell（＊）があり，視神経管がOnodi cell内に存在。
c：CT軟部組織条件。Onodi cell（＊）を開放しないと鞍上部腫瘍の摘出が困難になることがわかる。

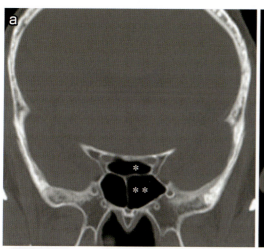
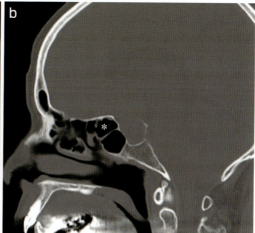
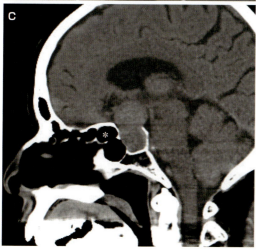

トルコ鞍から腫瘍摘出

- 視神経管直下のparaclinoid ICAは前方に突出しており，また症例によっては動脈表面の骨が欠損しているので，ドリリングの際の頚動脈損傷に十分注意する。
- 内視鏡は腫瘍摘出の序盤は0°で内視鏡を頭側，手術器具を尾側に，鞍上部の操作の際には30°斜視鏡で内視鏡を尾側，手術器具を頭側に位置する。海綿静脈洞側の操作では，30°斜視鏡を使用する。必要に応じて70°の斜視鏡も用いるが，hand-eye coodinationが難しく操作に慣れが必要である。内視鏡下操作では手術器具操作部分を視野の中心にすると器具と内視鏡とが干渉するので，視野内の内視鏡の対角線側に操作部位をずらすと干渉を軽減できる(図5b)。

再建

- 硬性再建の目的は髄液の拍動の圧に対抗することとされるが必要性に関しては意見が分かれる[5]。われわれは縫合を行えば硬性再建と同様の効果が得られると考え，原則硬性再建は行わない。また，頚動脈隆起を広範囲に削除した場合ははめ込んだ移植骨片が頚動脈に食い込むリスクもある。また，人工物は粘膜の上皮化を阻害し感染のリスクを高める。
- 予防的腰椎ドレナージの必要性も意見が分かれる。海外では用いている報告例が多い。われわれは原則使用しないが，水頭症合併例，再建困難例など術後髄液漏リスクの高い例に限り行っている[5]。
- 硬膜縫合に関しては，国内では行うという報告が多いが，海外ではほとんど行われていない。しかし，筆者は縫合の技術があるなら行ったほうがよいと考えている。頭蓋咽頭腫・髄膜腫・脊索腫のような頭蓋底疾患では鼻中隔粘膜弁を使用しても術後髄液漏を克服したとはいえず，また硬性再建が困難な場合なども縫合の技術があれば対処できる[5]。しかし，内視鏡下の縫合は技術的に困難で時間もかかる。頭蓋底腫瘍症例ではじめて行おうとしても困難なので，下垂体腺腫のように比較的容易な症例で縫合の訓練をしておくことも重要である。

▶トラブルシューティング

術中出血
　粘膜からの出血はコーティングした吸引管を出血点に当ててモノポーラーで通電するのがよい。骨からの出血は骨ろうで止める。海綿静脈洞近傍の硬膜や静脈洞からの出血はゼルフォーム®＋トロンビン液で出血ポイントに蓋をするように止める。腫瘍からの出血は腫瘍を取りきると止まる。

術後出血
　術後に視機能障害が出現したらすぐに画像診断を行う。症候性の後出血では速やかに再手術を行う。

術後髄液漏
　術後髄液漏を疑ったら耳鼻科医に依頼してファイバースコープで術野の観察を行う。髄液がにじみ出る程度であれば，漏出部をサージセル®とフィブリン糊で圧迫固定し，ベスキチン®ガーゼなどで圧迫し，腰椎ドレナージを留置する。瘻孔が大きい場合は再手術を要する。

再発例への対処
　再発例は鼻・副鼻腔構造が初回手術で壊され，癒着や瘢痕形成があるうえにトルコ鞍・頚動脈隆起・視神経管の周囲に硬い骨増生もあり解剖の把握が難しい。腫瘍内にも瘢痕による隔壁形成があり，腫瘍を取り残しやすい。髄液漏や内頚動脈損傷などの合併症のリスクも高い。

▶上達のポイント

　下垂体腺腫の手術は一見容易に思えるが，海綿静脈洞浸潤や鞍隔膜上進展例で全摘出すべきか，亜全摘出にとどめるべきかという見極めができたり，巨大腺腫や再発例などの困難な症例にも対応できるようになるには多くの症例経験を要する。また，内頚動脈近傍の手術であり，ドリリングや腫瘍摘出の場面で一歩間違えると致死的な合併症を起こすリスクもある。自分で手術を行う前に献体を用いた解剖実習やセミナーなどで内視鏡操作に習熟し，また，熟練した術者から一定期間の指導訓練を受けておく必要がある。

文献

1) Rivera-Serrano CM, Snyderman CH, Gardner P, et al. Nasoseptal "rescue" flap: a novel modification of the nasoseptal flap technique for pituitary surgery. Laryngoscope 2011; 121: 990-3.
2) 阿久津博義. 基本をマスター 脳神経外科手術のスタンダード 下垂体腫瘍. 脳外速報 2017; 27(6).
3) Hara T, Akutsu H, Yamamoto T, et al. Cranial base repair using suturing technique combined with a mucosal flap for CSF leakage during endoscopic endonasal surgery. World Neurosurg 2015; 84: 1887-93.
4) Sakamoto N, Akutsu H, Takano S, et al. Useful 'sliding-lock-knot' technique for suturing dural patch to prevent cerebrospinal fluid leakage after extended transsphenoidal surgery -technical note-. Surg Neurol Int 2013; 4: 19.
5) Garcia-Navarro V, Anand VK, Schwartz TH. Gasket seal closure for extended endonasal endoscopic skull base surgery: efficacy in a large case series. World Neurosurg 2013; 80: 563-8.

II. スタンダード編

脳室内腫瘍生検と摘出

亀田雅博, 伊達 勲　岡山大学大学院医歯薬学総合研究科脳神経外科学

● 本疾患について

　脳室内腫瘍・脳室近傍腫瘍の症例は, 頭痛精査などの過程で偶然発見されることもあるが, 腫瘍による閉塞性水頭症を合併して緊急搬入・緊急手術となるケースも多いのが特徴である。このような背景から, 脳室内腫瘍の加療においては腫瘍生検にて組織診断を行うのみならず, 緊急を要する水頭症対策を行う必要がある。

　脳室内腫瘍・脳室近傍腫瘍に対する内視鏡治療について, Hayashiらによるわが国の全国調査の結果では[1], 7割の症例で水頭症を合併していた。自験例でも初回手術時に治療を必要とする水頭症を併発していたものが7〜8割あった。そのため, 水頭症を合併している場合は内視鏡での生検時に第三脳室底開窓術(endoscopic third ventriculostomy；ETV)などを同時に行い, 水頭症対策を施す必要がある。この際, 軟性鏡を用いると1回の手術で腫瘍生検とETVが同じtractを用いて行うことができるため有用である。そして病理診断を得たのち, 画像フォローを継続するか, 追加の手術摘出を行うか, それとも化学療法や放射線治療を実施するか, といった腫瘍本体に対する加療内容を決定している。

● 診断

▶ 部位と発生頻度

　脳室内腫瘍・脳室近傍腫瘍の各部位別にどのような病理診断名の腫瘍が認められることが多いかについて, わが国の全国調査の結果では[1], 脳室内腫瘍については, 側脳室では星細胞系腫瘍(astrocytic tumor), 悪性リンパ腫(malignant lymphoma), neuronal & mixed neuronal-glial tumor, 胚細胞腫瘍(germ cell tumor)が, 松果体部を含む第三脳室では胚細胞腫瘍が半数以上を占め, 松果体腫瘍(pineal tumor), 星細胞系腫瘍, 頭蓋咽頭腫に代表されるcystic lesion, 悪性リンパ腫, 転移性脳腫瘍といったものが頻度高く認められていた。また, 脳室近傍腫瘍について, 基底核部では星細胞系腫瘍, 悪性リンパ腫, 胚細胞腫瘍が頻度高く認められていた。

　成人と小児で得られる病理診断について比較してみると, 成人では約4割を悪性リンパ腫が占め, 以下星細胞系腫瘍, 嚢胞性腫瘤(cystic tumor), 転移性腫瘍(metastatic tumor)と続くが, 小児では約4割を胚細胞腫瘍が占め, 以下成人と同様に星細胞系腫瘍, 嚢胞性腫瘤が続いた。自験例でも, 悪性リンパ腫や側脳室では星細胞系腫瘍は脳室のいずれの場所でも認められ, また成人例では悪性リンパ腫と側脳室では星細胞系腫瘍が多くを占め, 小児例では胚細胞腫瘍, 側脳室では星細胞系腫瘍が多くを占めた。

▶ 有用な画像所見

　これらの画像上の特徴や診断にあたって有用な所見について続いて述べる。悪性リンパ腫はMRIではT1低信号，T2高信号，DWI高信号で造影される。CTではやや高吸収であり，マーカーとして可溶性インターロイキン2受容体(soluble interleukin-2 receptor；sIL-2R)，ß$_2$-ミクログロブリンが有用である。星細胞系腫瘍(low grade)は，MRIではT1低信号，T2高信号で通常造影されない。CTでは低吸収である。星細胞系腫瘍(high grade)は，MRIではT1低信号，T2高信号，DWI高信号で造影される。CTでは低吸収である。胚細胞腫瘍はMRIではT1等信号，T2等信号で造影される[2]。松果体部に加えて神経下垂体部にも病変があればより可能性が高い。CTは石灰化の検出に有用とされる。マーカーとしてAFP，HCG-ßが有用である。

スタンダードテクニック

脳室内腫瘍・脳室近傍腫瘍に対する腫瘍生検術

　この術式で多くを占めるMonro孔近傍から第三脳室そして中脳水道(cerebral aqueduct)・松果体にかけての病変に対しては，基本的には右前角穿刺で実施している。ただし，左右のMonro孔のサイズを比較して明らかに左が大きい場合は左前角穿刺で実施することもある。ETVを実施するのみであれば，通常の前角穿刺の部位が軟性鏡の操作を行ううえでも実施しやすいが，松果体部・中脳被蓋部病変のように第三脳室後方以降の病変に関しては，腫瘍生検をなるべく直線的なtrajectoryで行えるように穿刺部位を前方へ移動させている。その場合，将来的に脳室腹腔シャントやpterional approachが必要になった際も考慮して皮膚切開をデザインしている。

　両手のtremorの精査の過程で偶然発見された，第三脳室後半部から松果体部にかけて腫瘍性病変を認めた症例(図1a)を例に軟性鏡による腫瘍生検術について以下に記す。

▶ 展開・軟性鏡挿入

　穿頭もしくは小開頭をおき，硬膜を切開したのち，脳表を露出させる。Piaを切開したのち，磁場式ナビゲーションのプローブを脳室側のカテーテルに挿入し，ナビゲーション支援下に脳室穿刺を行う(図1b)。Extensionチューブに接続して頭蓋内圧を測定したのち，髄液をゆっくり少量サンプリングし(これらは髄液一般検査や細胞診に用いる)，挿入したカテーテルを抜去する。続いて同様に磁場式ナビゲーション支援下にPeel-Awayシースを挿入する(図1c)。Peel-Awayシースを挿入したら，内筒を抜いて軟性鏡を入れ，シースの深さをpeel awayしながら調整する。軟性鏡を入れる段階からアートセレブ®による持続洗浄を行うことで，clearな術野をkeepする。軟性鏡を挿入し，Monro孔を確認，中隔静脈(septal vein)，視床線条体静脈(thalamostriate vein)，脈絡叢(choroid plexus)を確認しorientationをつけて(図1d)，Monro孔を越え第三脳室内に入る(図1e)。左右の乳頭体(mamillary body)に近づくところまで接近(図1f)して軟性鏡を前方へ振ると第三脳室底が確認される(図1g)。一方で，軟性鏡を後方へ向けると，中脳水道・松果体部が確認できる(図1h)。

▶腫瘍生検とサンプリング

　内視鏡手術においてはいざ出血したときの止血方法に制限があるため，なるべく出血させずにclearな術野をkeepするのが肝心である．そのため腫瘍生検時は腫瘍表面の性状を確認したのち，まずは表面に血管が乏しそうな部位を狙って生検鉗子を用いて組織を採取する．より微細な血管についてもわかりやすいとされるNBIモード下の確認も腫瘍表面の血管評価において有用である．

　腫瘍の表面はependiumをかぶっていることが多いので，表面を1回サンプリングするのみでなく，サンプリングを繰り返し，できるだけ深部の腫瘍本体と思われる組織を採取する必要がある（図1i, j）．とはいえ，深部病変における内視鏡下の手術ということで，万が一出血がコントロールできない場合は深刻な事態に陥ることが予想される．結果として，そこまでの腫瘍サンプリングの過程において得られた迅速病理の結果や，過程において腫瘍が易出血性であったかどうかをもって，さらに深部の組織をサンプリングすべきか否かを判断する．

　迅速診断の結果をみて，腫瘍のサンプリングができていることを確認したうえで，安全に採取できる範囲で十分と思われる永久診断用の腫瘍のサンプリングができていれば，生検を終了する．続いて，水頭症を合併している場合は，ETVなどの水頭症対策を実施，最後に腫瘍生検部も含めた止血を確認したうえで終了している（図1k）．なお，当施設ではETVが成功した例でもETVのstomaが経過のなかで閉塞する可能性も考慮して，基本的にOmmaya reservoirを留置している．

図1　腫瘍生検術

a：術前画像．T1(1)，T2(2)，DWI(3)，Gd-T1(4)，CT(5)．DWIで高信号なわりに造影が乏しい点が通常のhigh grade gliomaや松果体部によくみられる腫瘍と異なっていた．

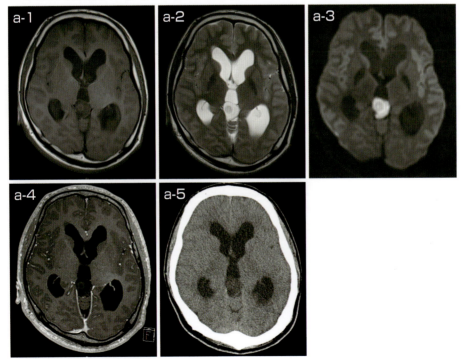

図1 つづき

b：磁場式ナビゲーション支援下に右前角穿刺を実施。
c：Peel-Awayシースを用いている。

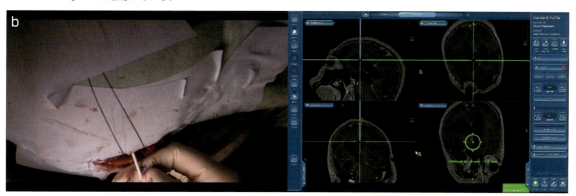

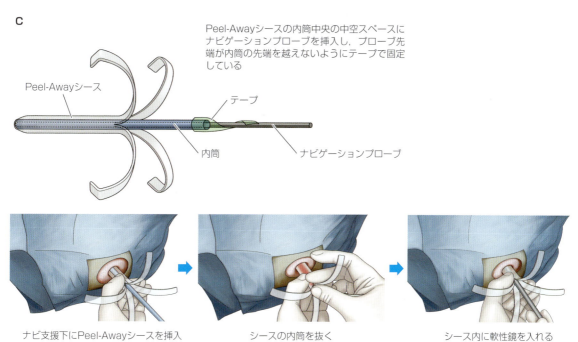

図1 つづき
d：Monro孔レベルの鏡視像。
e：軟性鏡にてMonro孔を越えて第三脳室内に入ると乳頭体や中脳水道がみえてくる。本症例では中脳水道は腫瘍によってほぼ閉塞していた。
f：乳頭体に近づく。
g：乳頭体付近で軟性鏡を前方に振ると第三脳室底がみえてくる。

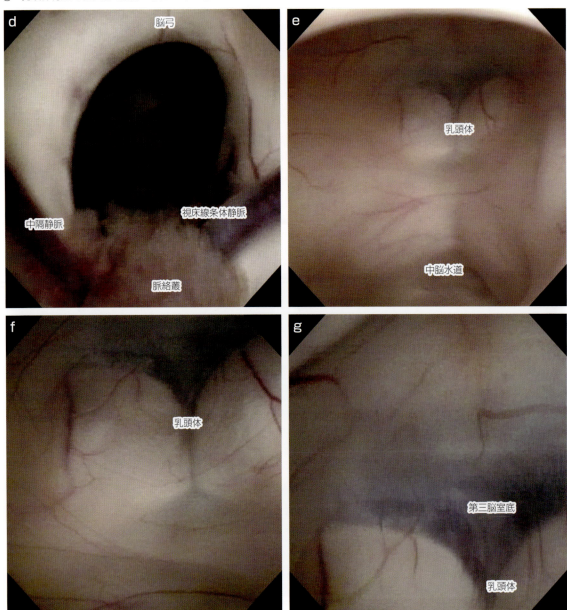

図1 つづき

h：後方へ振ると中脳水道方向がみえてくる。
i：Ependiumに覆われた腫瘍のサンプリングを生検鉗子で実施する。
j：Epidermoidを思わせるおから状の組織を認めた。
k：迅速病理診断はepidermoid cystであった。止血を確認して終了。中脳水道は開存せず、この後、ETVを実施した。

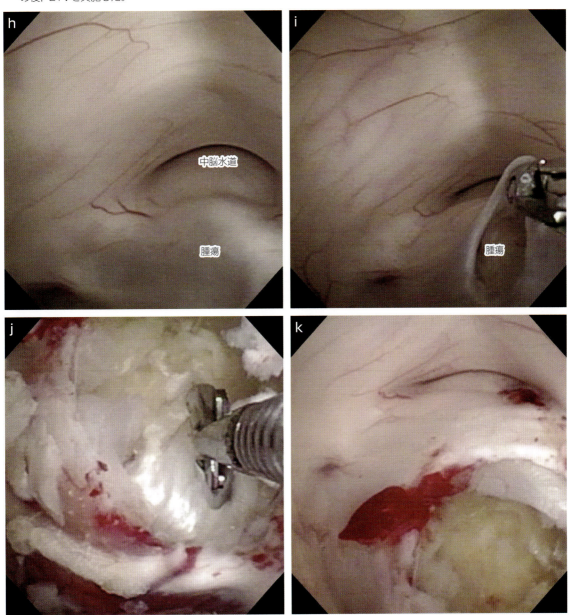

腫瘍部分摘出術

代表症例として78歳と高齢で水頭症にて発症した頭蓋咽頭腫の例を挙げる。水頭症症状にて発症し、初回手術時は内視鏡生検と嚢胞開窓術を実施した(図2a)。加えて嚢胞内にリザーバーを留置して終了した。病理診断は頭蓋咽頭腫であった。その後いったん軽快したものの、再度第三脳室内へcystが増大し、繰り返しのリザーバー穿刺を必要とするようになったため2回目の内視鏡治療となった(図2b)。

▶展開・軟性鏡挿入

軟性鏡にて前角より入りMonro孔を越えると、頭蓋咽頭腫の嚢胞成分が確認できた。Cyst表面を凝固したのちcyst内に入ると、used motor oil様の液体成分が流出してきた(図2c)。アートセレブ®で洗浄しながら石灰化成分とcystを部分切除した(図2d)。しかし第三脳室底付近のcystを切除しようとすると、脳底動脈周囲のperforatorも一緒に牽引されることが懸念されたので、それ以上の摘出は見送った(図2e)。部分摘出にとどまったが水頭症は軽快し、サイバーナイフによる加療を後日追加した。

このように高齢者でそもそも開頭手術が難しいという背景をもち、病態としては嚢胞成分による閉塞性水頭症が主体といったものであれば、嚢胞部分切除にて閉塞性水頭症を解消させ、定位放射線治療を併用させることで、腫瘍の根治にはなかなかつながらないとしても低侵襲な治療で経過をみることができるものと思われる。

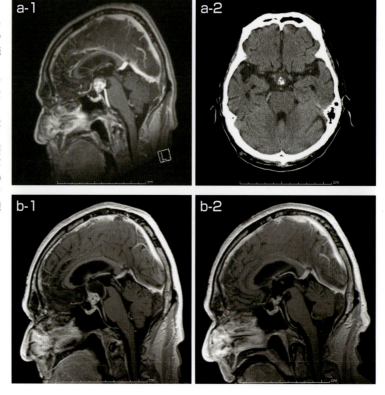

図2　脳室内腫瘍部分摘出術

a：水頭症で発症。第三脳室内に進展する病変を認め、石灰化も認めたことから頭蓋咽頭腫を疑って生検術を実施した。術中所見は頭蓋咽頭腫であり、嚢胞内にリザーバを注入して終了した。初回術前MR像(1)とCT像(2)を示す。

b：病理診断も頭蓋咽頭腫であった。術後数カ月ごろより嚢胞の再増大を認め、外来でリザーバ穿刺を繰り返し必要とするようになったため、内視鏡下に嚢胞追加切除を実施し、水頭症の改善を図った。後日サイバーナイフによる加療を追加した。2回目の内視鏡手術前像(1)と術後像(2)を示す。

図2 つづき

c：嚢胞を開窓するとused motor oil様の液体が流出した。
d：嚢胞の中に入り部分摘出を実施。
e：さらに深部の組織も部分切除した。最終像では乳頭体がみえる。

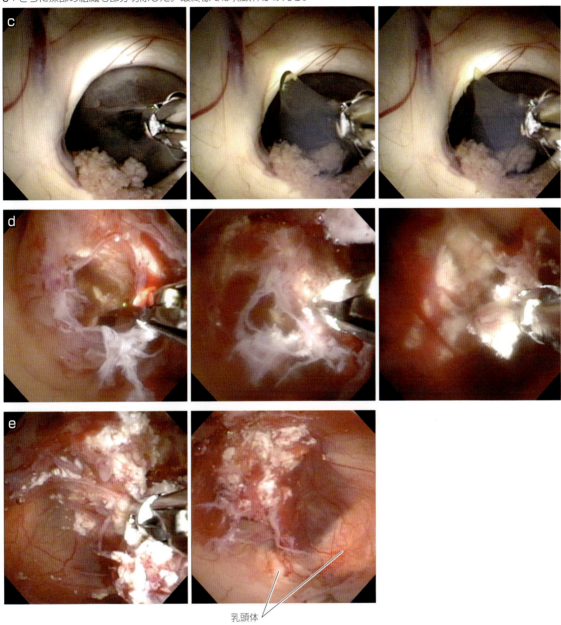

乳頭体

腫瘍全摘出術

中枢性神経細胞種(central neurocytoma)やコロイド嚢胞(colloid cyst)などMonro孔近傍の腫瘍で比較的小さなものが適応となるであろう。ViewSite™ Brain Access System(図3a)を用いて内視鏡下のport surgeryの形で行われることも多い[3]。透明な楕円形のポートでありアプローチ経路の損傷のリスクは少ないが，選んだViewSite™のサイズ以上に脳の切開は拡大しないため術野展開に制限を感じることもあるだろう。その場合はさらに大きなViewSite™に切り替えるか，脳べらによる展開に切り替えるかを検討する。代表症例として，73歳，女性のMonro孔近傍から側脳室体部にかけての徐々に増大する腫瘍の症例を提示する(図3b)。

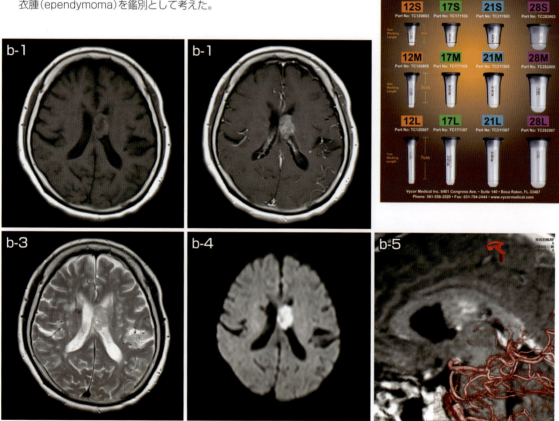

図3 脳室内腫瘍摘出術
a：ViewSite™ Brain Access System(VBAS)。幅12mm～28mm，長さ3～7cmの範囲でさまざまなサイズが選択できる。
b：術前像。T1(1)，Gd-T1(2)，T2(3)，DWI(4)，アンギオとMRのfusion画像(5)。画像上，中枢性神経細胞種，上衣下腫(subependymoma)，上衣腫(ependymoma)を鑑別として考えた。

●内視鏡下手術と顕微鏡下手術

中枢性神経細胞腫，上衣下腫（subependymoma）などを予想し，脳室壁との剥離は十分行えるであろうと考え，生検は行わず1回の手術で摘出する方針とした．Pterional approachにも使えるような皮膚切開を設け，5cm台の開頭を行い，硬膜を切開した．左前角穿刺ののちViewSite™を挿入するために約3cmのcorticotomyを設けた（図3c）．脳室ドレナージのチューブをcorticotomyの方向を確認しながら脳室へ向けて17mmのViewSite™を挿入した（図3d）．最初はViewSite™をレトラクター的に用いて腫瘍の内減圧を行った（図3e）．途中からはViewSite™による制限された手術展開では摘出が困難と判断し（図3f），脳べらに切り替えて境界を露出させながら顕微鏡下で摘出を行った（図3g）．腫瘍と脳室の壁との境界は明瞭ではあったが，比較的出血しやすく，視床線条体静脈周囲に少し腫瘍を残す形で摘出を終えた．一部腫瘍は肉眼的に残存していたが，画像上の再発は認めず経過している（図3h）．

本症例では主として顕微鏡下に腫瘍摘出を実施したが，硬性鏡をユニアーム（図3i）やEndoArmにて固定すれば両手が自由になるため，右手でバイポーラー，左手で吸引といった顕微鏡と同様のスタイルでの腫瘍摘出も可能である．

図3 つづき

c：左前角より脳室穿刺を実施したのち，3cmのcorticotomyをおいて実施することとした．
d：脳室ドレナージチューブを頼りにViewSite™を脳室へ向けて挿入していった．

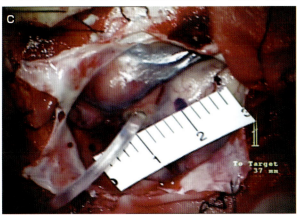

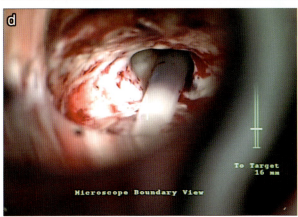

図3　つづき

e：脳室壁とは境界明瞭な灰～紫色をした腫瘍を確認した。
f：Viewsite™の先端を越えて吸引管で外側にretractしないと腫瘍の外側の境界はみられなかった。ViewSite™による展開だけでは制限を感じた。
g：脳べらに切り替えて境界を確認しながら摘出を実施した。
h：術後Gd-T1像。画像上腫瘍は全摘出されている。
i：ユニアーム。KARL STORZの硬性鏡を固定する際に利用している。手元のスイッチにより硬性鏡の自由な位置決め・固定を瞬時に行える。オリンパスの硬性鏡固定に用いているEndoArmより固定時に幾分遊びを感じるが，確実に固定される。

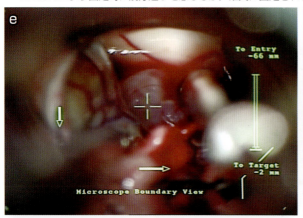
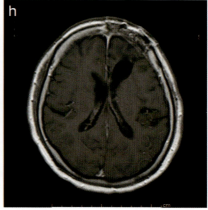
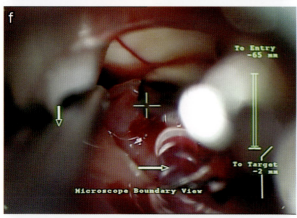
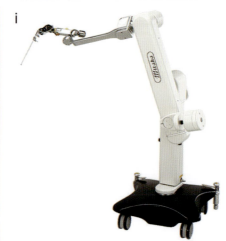
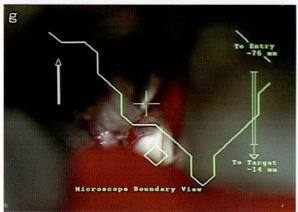

生検後の治療をどう行うか

病理診断の正診率

内視鏡生検で得られる検体量には限りがあり，得られる病理診断はのちに続く開頭腫瘍摘出術で得られる病理診断と異なる可能性がある。わが国の全国調査の結果では[1]，内視鏡生検で組織診断が得られる率は90％を超えるが，約3％で内視鏡生検にて得られた病理診断がのちの開頭術で得られたものと異なる結果となっている。よって，内視鏡生検で得られた病理診断は細胞診などの他所見と照らし合わせて妥当か否か判断する必要がある。

フォローアップの判断

毛様細胞性星細胞腫（pilocytic astrocytoma）などのlow grade gliomaの場合は，水頭症がETVによって改善すればそのまま画像フォローにて経過観察を続けることができることが多い。また，ジャーミノーマや悪性リンパ腫であれば，腫瘍の摘出よりも化学療法や放射線治療が後療法として続くことになる（図4）。

退形成性星細胞腫（anaplastic astrocytoma）や膠芽腫（glioblastoma multiforme；GBM）といったhigh grade gliomaの場合は年齢・ADL・予後を加味して積極的に追加の腫瘍摘出を行うか，放射線と化学療法のみ実施するか，などを検討する。

腫瘍摘出時のアプローチ選択

腫瘍本体に対する治療として，摘出に進む場合は腫瘍の存在する部位に応じてアプローチルートを検討する。通常の顕微鏡による開頭手術で行う場合，

- 側脳室前角に存在する病変

  anterior interhemispheric-transcallosal approach, middle frontal gyrus-transcortial approach

- 第三脳室前半部に存在し脳室底から上方に進展する病変

  basal interhemispheric trans-lamina terminalis approach

- 第三脳室後半部や松果体部病変

  infratentorial supracerebellar approach, occipital transtentorial approach

- 側脳室三角部の病変

  high parietal approach, middle temporal gyrus approach

などのアプローチを病変の首座を考慮して選択して実施する。

図4 腫瘍生検術②

a：松果体部の病変だけでなく，下垂体のstalkに腫大を認めた。胚細胞腫瘍が疑われた。Gd-T1（1），DWI（2）を示す。

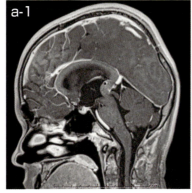
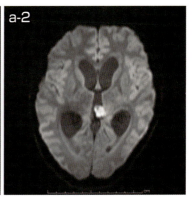

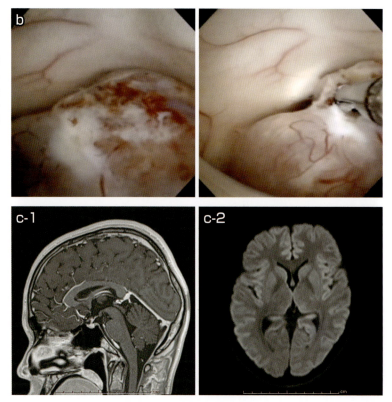

図4 つづき
b：軟性鏡による内視鏡生検。
c：病理診断はジャーミノーマであり，術後にカルボプラチンとエトポシドによる化学療法と全脳室・松果体部・下垂体に対して放射線治療を実施した。これらの治療終了後の画像（Gd-T1＜1＞，DWI＜2＞）では病変は消退し，stalkの腫大も消失した。

治療のポイント

- 認定医と一緒に手術を行い，どのような手技がリスクを伴うかといったことを耳学問で学ぶことも大切である。
- 穿刺，特にPeel-Awayシースの穿刺は失敗するとrecoveryが難しい。より安全で確実性な手術とするべく，ナビゲーション支援下に穿刺を行うことが推奨される。
- 生検鉗子でサンプリングする際は，しっかり生検鉗子でかじり切ってから内視鏡内へ引き出してきて回収する。この際，内視鏡の術野で確認される範囲で周辺組織から離され回収される組織を確認し，内視鏡内に収める。内視鏡の術野で確認される範囲を越えても引き出してこないと組織採取ができない場合は，無理な牽引がかかっている可能性があり，また，みえないところでなにが起こっているのかわからなくなるので，もう少し小さなサンプル採取にとどめる。
- 引き出す際に血管が牽引されるのを確認した場合，細い血管の損傷なら洗浄で止血可能であるが，止血に難渋しそうな血管をみつけた場合はいったん中止して止血することが望ましい。

- 生検鉗子による腫瘍組織のサンプリングにおいて出血を認めた場合，アートセレブ®による持続洗浄から，助手がシリンジからフラッシュする形でアートセレブ®を注入し止血を図る。時間はかかることもあるが，これでほとんどの場合は止血可能である。明らかに血管が存在するところをサンプリングする場合は，事前に組織採取を行う範囲の血管をRAFファイバー電極にて凝固したのち，生検鉗子にてサンプリングを行う。
- 出血しているのを確認した場合，あわてて内視鏡を抜かずにそのままとどまり，助手の洗浄で止血する。内視鏡を抜いてしまうと結果として止血が必要な部位に内視鏡が近接できないことになり，せっかくの止血効果も不十分となる(図5)。
- 軟性鏡を腫瘍部位にholdしたまま鉗子のみを出し入れして腫瘍をサンプリングする場合もあるが，腫瘍をサンプリングした鉗子とともに内視鏡をシースから抜き出すこともある。挿入した内視鏡を抜き出す際は，脳弓損傷の予防のため乳頭体付近に戻る段階で軟性鏡をニュートラルにし，Monro孔を慎重に越えて内視鏡を術野から抜いている。
- 内視鏡生検の際は，通常アートセレブ®による持続灌流を続けているが，生検鉗子と一緒に内視鏡を抜いたタイミングでシースの中を拍動する髄液の流れがあるか，シースを挿入した周囲の脳が周りから沈み込んでいないか確認することも大切である。

図5　出血時の対応
a：Ependiumに覆われた腫瘍のサンプリングを生検鉗子で実施。生検鉗子と一緒に内視鏡もシースの外へ出してサンプリングした組織を確認し迅速病理診断へ提出した。
b：次の組織をサンプリングしようと内視鏡を再度入れてみると出血を認めた。

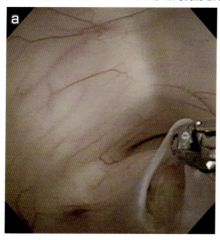
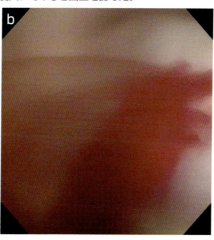

図5 つづき

c：出血点に内視鏡を近づけてアートセレブ®をフラッシュしながら注入し，術野をclearにしながら出血点を探した。
d：出血点が判明したのでRAFファイバー電極を用いて凝固した。
e：止血完了。

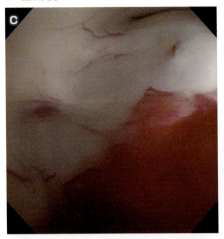
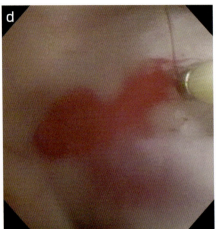
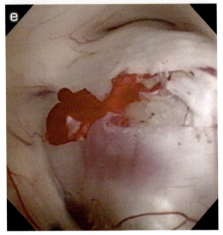

文献

1) Hayashi N, et al. Nationwide investigation of the current status of therapeutic neuroendoscopy for ventricular and paraventricular tumors in Japan. J Neurosurg 2011; 115(6): 1147-57. doi: 10.3171/2011.7.JNS101976.
2) Liang L, et al. MRI of intracranial germ-cell tumours Neuroradiology 2002; 44(5): 382-8.
3) Recinos PF, et al. Use of a minimally invasive tubular retraction system for deep-seated tumors in pediatric patients. J Neurosurg Pediatr 2011; 7(5): 516-21. doi: 10.3171/2011.2.PEDS10515.

II. スタンダード編

内視鏡支援手術

吉岡秀幸，荻原雅和，木内博之　山梨大学大学院医学工学総合研究部脳神経外科

● 神経内視鏡治療のために

　高倍率かつ三次元視野での繊細な操作が可能な手術用顕微鏡は，今日の脳神経外科手術において必須なものとなっている．しかしながら，顕微鏡は照明の光軸と術者の視軸が一致しており，光の届かない脳深部や構造物の背面が死角となる欠点を有する．一方，神経内視鏡は，顕微鏡視野死角を描出し，また，脳深部まで到達する十分な光量と，顕微鏡を凌駕する拡大率を提供できるため[1]，顕微鏡死角が生じやすい頭蓋底部手術において威力を発揮する．本項では，その代表例として，脳動脈瘤クリッピング術，微小血管減圧術および聴神経腫瘍摘出術における内視鏡支援手術のスタンダードテクニックについて，われわれの工夫を含め概説する．

▶術前の工夫

　われわれは，支持器一体型内視鏡システムであるEndoArm（オリンパス）を使用し，内視鏡は外径が2.7mmもしくは4.0mmで，側視角が0°，30°および70°の硬性鏡を用いている．EndoArmは高圧ガスにより関節動作が制御され，わずかな力で自由に操作が可能でワンタッチで固定が行えるため，安全性と操作性に優れている．さらに近年ではカメラのハイビジョン化により，高精細な映像が得られるようになっており，これに伴い画質に劣る細径の2.7mm硬性鏡でも微小な構造物が観察可能となっている．

▶術中の工夫

　内視鏡併用手術では，内視鏡を挿入して手術操作を行うスペースを十分に確保した開窓を行う．また，さまざまな角度から内視鏡を挿入する必要があり，その方向を間違え易い．このため，常に顕微鏡像の上方と内視鏡像の上方を一致させておく．

　脳動脈瘤クリッピング術の安全かつ確実な遂行には動脈瘤の全周性の確認が不可欠であるが，脳底部の動脈瘤では，頭蓋底構造物やクリップなどの背後に存在する顕微鏡視野の死角観察に内視鏡が有用である[1]．代表的な前方循環系の動脈瘤のセッティングを図1aに示す．本部位の動脈瘤では，内視鏡を内側前方の前頭蓋底側から挿入し内頚動脈の内側に固定することが多く，前頭側頭開頭の前頭側をやや大きめに開頭する．

三叉神経痛や片側顔面痙攣は，それぞれの神経の脳幹への出入り口近傍（root entry/exit zone；REZ）が血管に圧迫されることにより生ずる。微小血管減圧術では，この圧迫血管を転位させ神経を減圧する。これら両神経は小脳橋角部の狭いスペースに存在するため，顕微鏡下でのREZ確認には過度の小脳牽引や神経圧排などを要することがある。内視鏡の使用によりこのような操作をせずにREZを明瞭に観察することが可能であり，手術合併症のリスクを減らすことができる。微小血管減圧術は通常外側後頭下アプローチで行う。実際の手術室でのセッティングは図1bに示すとおりである。

　聴神経腫瘍は，内耳道内から小脳橋角部において前庭神経から生ずる良性腫瘍である。摘出術では顔面神経の走行を早期に把握し，確実に温存することが重要となる。顔面神経は通常腫瘍の腹側を走行するため，手術早期に顕微鏡下で視認することは困難であるが，側視鏡は早期でのその視認を可能とする。診断にはMRIが最も有効であり，われわれは単純および造影3D高分解能heavy T2強調像（fast imaging employing steady-state acquisition〈FIESTA〉，GE）を撮像し，術前に顔面神経を含めた各脳神経の走行と腫瘍の関係を把握するよう努めている。手術は，ニューロナビゲーターに加え，顔面神経刺激モニタと聴性脳幹反応モニタなどを準備し，そのほかは微小血管減圧術でのセッティングに準ずる。

図1　セッティング

a：左前頭側頭開頭セッティング。
内視鏡は対側から導入する。内視鏡用モニタは，術者の視線移動が最小となる位置に配置する。
b：左外側後頭下アプローチ（右側臥位）セッティング。
顕微鏡は術者の対側へ置き，内視鏡は助手の頭側に配置している。

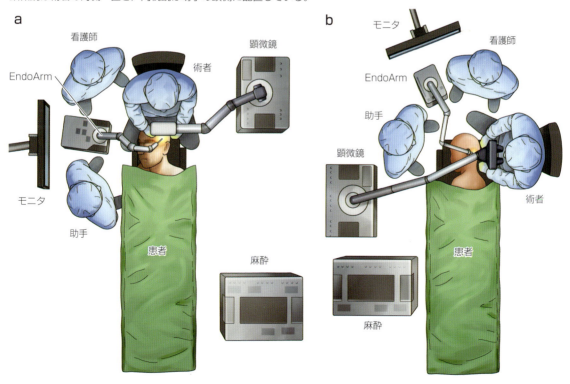

スタンダードテクニック

脳動脈瘤クリッピング術

傍床突起部内頚動脈瘤

　傍床突起部動脈瘤は，前方突出型を除き，前床突起に近接した内頚動脈の内側から後方向きに発生するため，術野では視神経の下面に位置することが多い。動脈瘤はこれら構造物に視野を遮られ，顕微鏡のみでは全貌の確認は困難であるが，内視鏡を用いることにより容易に観察することが可能となる場合がある。30°あるいは70°の内視鏡を開頭部内側縁から視交叉槽あるいは視神経と内頚動脈との間に挿入すると内頚動脈の硬膜輪付近から眼動脈，上下垂体動脈そして後交通動脈方向まで明瞭に把握することができる。

内頚動脈遠位部動脈瘤(後交通動脈瘤，前脈絡叢動脈瘤)

　後交通動脈瘤や前脈絡叢動脈瘤では通常ドームが外側方向に突出し，分岐母血管や穿通枝は内側後面に存在していることが多い。動脈瘤が比較的小さく穿通枝の剥離が容易な場合には顕微鏡下に確実にクリッピングできるが，このような場合でも内視鏡を内頚動脈の内側に挿入すると，顕微鏡ではみることのできない真裏のネックと穿通枝起始部の位置関係が描出でき，ネックの残存（dog ear型残存）の程度や穿通枝の状態を把握することが可能である（図2）。さらに後方内側突出型や大型動脈瘤では，顕微鏡のみでは内側面の確認がさらに困難になる。加えて穿通枝が動脈壁に癒着している頻度も高くなる。このような動脈瘤においては，内視鏡による観察が一層有用性を増す。

図2 未破裂左内頚動脈後交通動脈分岐部動脈瘤

a：術前3D-DSA。
b：クリッピング前顕微鏡像。後交通動脈の確認が困難である。外側から内視鏡を顕微鏡下に挿入。
c：クリッピング後。
d：クリッピング後3D-DSA。
e：クリッピング前内視鏡像。後交通動脈が確認できる。
f：クリッピング後内視鏡像。後交通動脈，動脈瘤とクリップブレードの位置関係が明瞭に描出される。後交通動脈の温存が確認できる。Dog ear型のネック残存（矢頭）を認める。
AN：動脈瘤，EN：内視鏡，ICA：内頚動脈，PCoA：後交通動脈

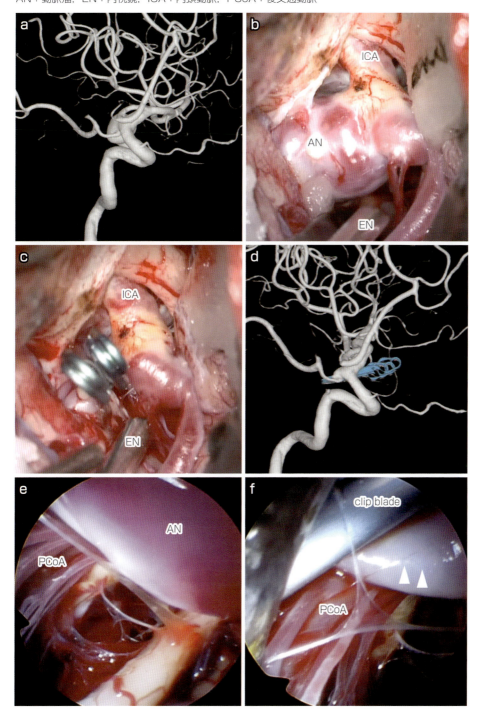

脳底動脈先端部動脈瘤

脳底動脈先端部動脈瘤は，subtemporal approachもしくはtranssylvian approachでクリッピングが行われることが多い。Subtemporal approachでは，同側のネック，後交通動脈，およびP1の穿通枝の把握は容易であるが，対側の血管系の確認が困難である。側視鏡を脳底動脈先端部の前面に固定すると，transsylvian approachと同様の視野が得られ，対側の血管系が明瞭に観察される(図3)。一方，transsylvian approachでは前方から内頸動脈越しに脳底動脈に到達するので，動脈瘤後面が死角となり，ここから分岐する視床穿通動脈の確認が困難となる。内視鏡を内頸動脈の内側もしくは外側に挿入し，この後面を観察しながらクリッピングを行う。

図3 未破裂脳底動脈瘤

a：術前DSA。
b：顕微鏡像。
c：内視鏡像。
d：クリッピング後顕微鏡像。
e：クリッピング後顕微鏡下フルオレセイン蛍光血管撮影。
f：クリッピング後内視鏡像。矢頭は穿通枝。
g：クリッピング後内視鏡下インドシアニングリーン蛍光血管撮影。穿通枝(矢頭)を含めた周囲血管の血流温存が確認できる。
h：術後CTA。
AN：動脈瘤，BA：脳底動脈

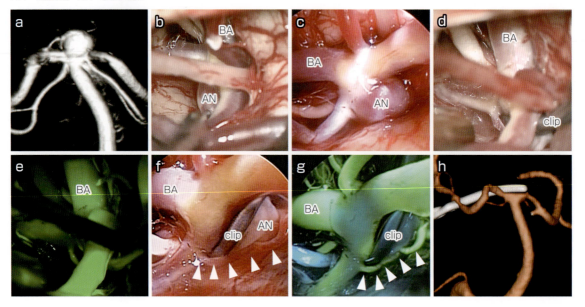

後下小脳動脈分岐部動脈瘤

　後下小脳動脈瘤は外側後頭下開頭でアプローチするが，深在性の場合には内視鏡観察が有用である。椎骨動脈は後下小脳動脈分岐後前方に走行を変えるため，顕微鏡下では椎骨動脈遠位部の確認が難しいこともある。内視鏡ではこのような観察困難な遠位側のネックと椎骨動脈の観察が可能となる(図4)。

図4　未破裂左椎骨動脈後下小脳動脈分岐部動脈瘤

a：術前DSA。
b：顕微鏡像。矢頭は後下小脳動脈。
c：内視鏡像。後下小脳動脈(矢頭)と動脈瘤ドームの位置関係が明瞭に描出されている。
d：クリッピング後顕微鏡像。矢頭は後下小脳動脈。
e：クリッピング後内視鏡像，後下小脳動脈(矢頭)の温存が確認できる。
f：術後CTA。

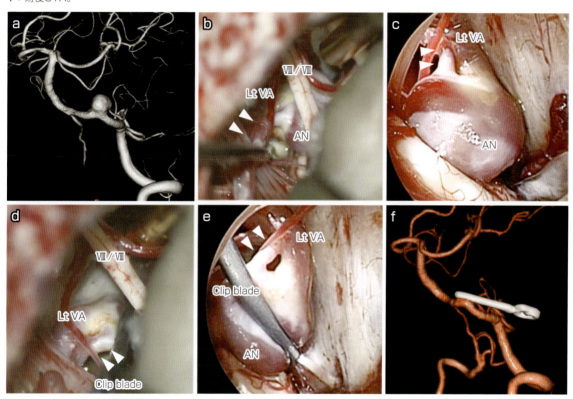

微小血管減圧術

片側顔面痙攣の原因は責任血管によるREZの圧迫がほとんどであるが，顕微鏡下での観察には小脳の牽引が必要となり，過度の牽引は聴神経を損傷する可能性がある．側視鏡を聴神経と舌咽神経の間に挿入し，腹側からREZを確認できる（図5）[2]．さらにREZ周囲に血管が確認できない場合でも，内視鏡はさらに中枢側である上オリーブ窩まで観察可能なため，責任血管の同定に有用である．圧迫血管を転位させる際には，REZ周辺に分布する穿通枝を十分観察して，損傷を回避する．

図5 右片側顔面痙攣（責任血管はAICA）
a，b：顕微鏡像．AICAの走行が確認できるが，顔面神経のREZは視認できない．
c：内視鏡像．REZにAICAによる圧痕を認める（矢頭）．
d：内視鏡像．顕微鏡では視認できないREZを減圧．
e：スポンジによる減圧後．やはりREZは視認できない．
f：内視鏡像．脳幹側にスポンジを確認でき，減圧されていることがわかる．
AICA：前下小脳動脈，EN：内視鏡

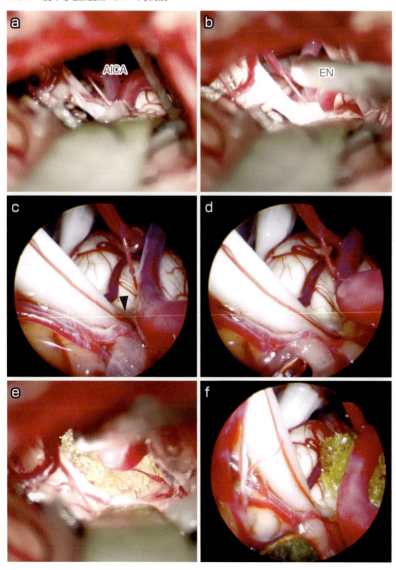

三叉神経痛においては，REZのみならず，Meckel腔に至るまで全周にわたっていずれの位置での圧迫変位によっても痛みを生ずる可能性がある．三叉神経腹側やsuprameatal tubercleの奥となるMeckel腔周囲の観察に内視鏡が有用である（図6）[3]．三叉神経痛での注意点としては，内視鏡挿入時に鏡筒によって錐体静脈を損傷する危険性があるため，十分な静脈の剝離と必要があれば上錐体静脈洞流入部の補強（酸化セルロース綿＋フィブリン糊など）を行う．また，三叉神経を尾側から観察するためには，内視鏡による顔面神経および聴神経の損傷に注意を

図6　左三叉神経痛（責任血管はAICA）
a，c，e，g：顕微鏡像．
b，d，f，h：内視鏡像．顕微鏡下ではsuprameatal tubercle（＊）が死角となり，Meckel腔近傍のAICAが視認できない．内視鏡を挿入するとMeckel腔（矢頭）が視認でき，AICAが三叉神経を圧排し，圧痕（矢印）が確認できた．顕微鏡と内視鏡同時視野下にこれを減圧した．
AICA：前下小脳動脈

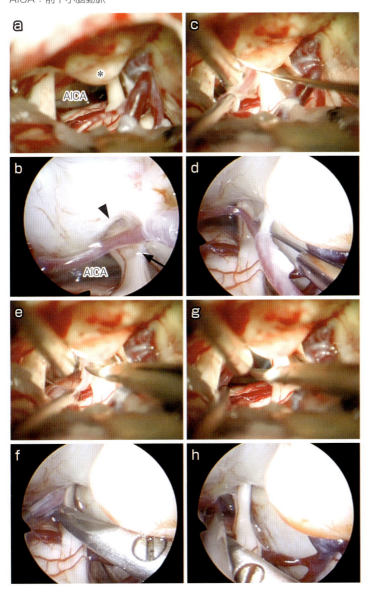

要する．小脳水平裂を切開し，小脳上面のくも膜と錐体静脈を剥離して，十分なスペースを確保すると，顕微鏡と内視鏡の同時観察による減圧が可能となる．通常，上小脳動脈が責任血管の場合にはREZ周囲で穿通枝を分枝することは少なく，剥離してテント側へ転位することが可能であるが，前下小脳動脈が尾側から圧迫している場合は，脳幹への穿通枝の存在により転位が困難なことがあり，注意を要する．

▶聴神経腫瘍摘出術

本腫瘍の摘出術では，顔面神経機能や聴力の温存が重要となる．そのためニューロナビゲーターや顔面神経刺激モニタ，聴性脳幹反応モニタなどを駆使し，可及的早期にこれらの神経の走行を把握し，愛護的に剥離温存しなければならない．顔面神経はほとんどの症例において腫瘍の腹側に圧排伸展されながら走行するため，通常行われる外側後頭下アプローチでは早期に顔面神経をとらえることが難しく，神経の温存を困難にしている要因の1つとなる．しかしながら，内視鏡を腫瘍尾側から導入すると，腫瘍摘出開始前に顔面神経の走行と菲薄化した状態が観察できる．また，内耳道内の腫瘍を摘出する際，顕微鏡下のみでここを観察するには，内耳道底ギリギリまでの大きな背側の削開を要し，蝸牛や三半規管の損傷をきたす可能性がある．内視鏡の使用により，内耳道後壁を過度に削除することなく観察が可能となり，内耳道底に残存する腫瘍の観察と摘出が可能となる（図7）[4]．

図7 左聴神経鞘腫

a：術前造影MRI．
b：顕微鏡像．
c：腫瘍尾側から内視鏡を顕微鏡下に挿入した．
d〜f：内視鏡像．腫瘍により菲薄化した顔面神経が確認できる（＊）．
g，h：顔面神経を温存し，腫瘍は全摘出された．

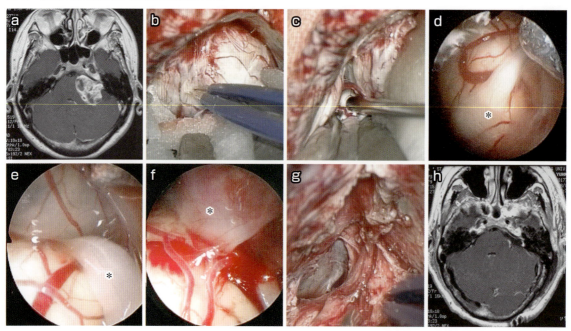

顕微鏡視野を妨げずに内視鏡を挿入するため，やや大きめの開窓範囲とし，術野と顕微鏡の距離も十分な内視鏡操作スペースを確保する．

　腫瘍摘出前には，5cm以上の巨大な腫瘍を除き，腫瘍と下位脳神経の間から30°の側視鏡を頭背側へ向けて挿入し，腫瘍に隠れた顔面神経のREZを確認する．尾側へ挿入した内視鏡を固定すると，顕微鏡視野と内視鏡視野の同時確認下に腫瘍の剥離摘出が可能となる．また，内耳道背側を削開し，内耳道内の腫瘍を摘出後，内耳道底まで進展した腫瘍を摘出する際，30°もしくは70°の内視鏡で内耳道底方向を観察すると，残存する腫瘍を過度の骨削開や小脳の牽引をすることなく確認でき，先曲がりの腫瘍鑷子やキュレットなどを使用して摘出可能である（図8）．

図8　左聴神経鞘腫

a：術前造影MRI（FIESTA）．顔面神経が腫瘍腹側を走行している．
b，f：顕微鏡像（b）および内視鏡像（f）．内耳道内に進展する腫瘍（矢頭）と顔面神経（*）．
c，g：顕微鏡下に内耳道底の腫瘍を摘出し，同時に内視鏡で確認した．顔面神経（*）．
d，h：全摘出を確認した（矢頭）．
e：術後造影MRI（FIESTA）．

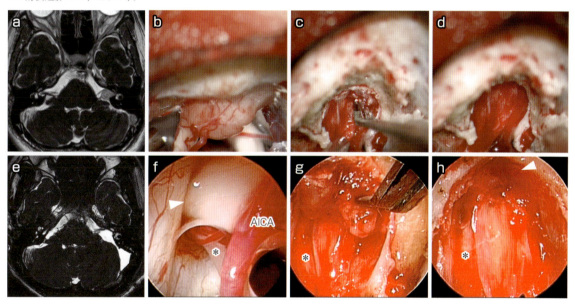

治療のポイント

術前のポイント

　顕微鏡像と内視鏡像同時観察下に手術を行ううえで重要なポイントは，前述のように内視鏡を挿入し手術操作を行うスペースを適切に確保することである．そのためには，術野と顕微鏡の間に十分な距離を保ち，内視鏡を挿入する部位および方向を調整する．また，内視鏡の確実な固定も重要である．この際，内視鏡と一体型の支持固定装置では，カメラヘッド部分のクリアランスが確保しやすく，上記要件を満たしやすい．また，クランク型の硬性鏡内視鏡を使用するとさらに操作スペースの確保が容易となる．

　内視鏡は主に側視鏡を使用するため，内視鏡を挿入する方向と側視鏡が映し出す方向を理解し，顕微鏡下の映像を補完することが重要であり，かつ慣れが必要である．また，術者は通常顕微鏡像を観察しており内視鏡像を同時には確認できないため，内視鏡モニタを術者の視線移動が最小となる位置に配置し，かつ助手が的確に内視鏡像を確認し，術者に報告することが肝要である．

脳動脈瘤クリッピングのポイント

　脳動脈瘤クリッピング術では，内視鏡による観察で，顕微鏡の死角に破裂部位，穿通枝，および神経組織などが確認された場合には，顕微鏡下でのクリッピング後に再び内視鏡で観察することは当然であるが，術野に内視鏡を固定する余裕がある場合には，顕微鏡と内視鏡の双方を観察しながらクリッピングする．これにより，クリップと動脈瘤ネックあるいは穿通枝との関係をリアルタイムに把握でき，適切なクリッピングを1回の操作で完了ができる．

　破裂急性期では血腫に視野が遮られるので，その吸引が必要となる．しかし，顕微鏡下の操作において破裂部位が同定されるまでは，血腫の吸引操作をむやみに加えることは厳に慎むべきである．内視鏡で破裂部位が確認されたとしても，その部位に器具が届かず対処ができないことも考えられる．内視鏡でみえることと，その部位に処置を施せることとはまったく異なることを認識しておかなければならない．

脳血流観察のポイント

　通常の内視鏡ではリアルタイムな脳血流の観察は不可能である．当科では，この欠点を解決すべく，蛍光内視鏡システムを開発し，主に動脈瘤手術へ応用している．顕微鏡のみならず内視鏡下での蛍光血管撮影を組み合わせることにより，動脈瘤の完全閉塞と周囲血管の温存を確実に確認することが可能である．

片側顔面痙攣のポイント

　片側顔面痙攣は，小脳の過度の牽引を避け，顔面神経中枢側までしっかり確認することが重要である．また，椎骨動脈が関与する場合，椎骨動脈と顔面神経の間に前下小脳動脈などの細い血管が存在することがあり，これらの確実な減圧には，内視鏡下での観察が有用である．

▶三叉神経痛のポイント

　三叉神経痛は，REZを含めた三叉神経のいずれの部位でも，また動脈に限らず，静脈やくも膜の癒着などさまざまな圧迫でも生じうる．このため，微小血管減圧術に際しては，三叉神経の中枢側からMeckel腔まで全長にわたって確認することが重要であり，内視鏡の併用により，これが容易となる．

▶聴神経腫瘍のポイント

　聴神経腫瘍においては，腫瘍腹側を走行する顔面神経はREZから腫瘍中腹までは内視鏡下に確認できることが多い．しかし，大型の腫瘍では神経のfanningが生じ，内視鏡下でも確認が困難なことがある．そのため顔面神経刺激モニタが必須となる．内耳道底の腫瘍摘出において内視鏡観察は有効であるが，摘出に際し，通常の顕微鏡手術用器具では腫瘍摘出が困難なことがあり，先曲がりの腫瘍鑷子やキュレットが必要である．また，内視鏡像が二次元画像であるため距離感の把握が難しく，神経の損傷をきたしやすいため，細心の注意が必要である．

▶内視鏡併用手術全体のポイント

　内視鏡併用手術の注意点としては，前述のごとく内視鏡を挿入もしくは移動，離脱させる際に鏡筒や先端部で神経や血管を損傷する可能性があることである．このため，内視鏡を操作する場合は，両手でしっかり保持し，細心の注意を払って行うべきである．

● おわりに

　内視鏡支援により，顕微鏡手術の安全性と確実性は大きく向上する．しかしながら，本手術の目的は低侵襲外科手術を目的とした内視鏡単独手術とは異なり，顕微鏡手術の完成度を高めることである．十分な手術操作スペースを確保したうえで，内視鏡先端の位置確認，放熱などへの繊細な心配りが必要であり，くれぐれも慎重な操作が望まれる．

文献

1) Yoshioka H, Kinouchi H. The Roles of Endoscope in Aneurysmal Surgery. Neurol Med Chir (Tokyo) 2015; 55: 469-78.
2) Cheng WY, Chao SC, Shen CC. Endoscopic microvascular decompression of the hemifacial spasm. Surg Neurol 2008; 70: S1 40-6.
3) Jarrahy R, Berci G, Shahinian HK. Endoscope-assistedmicrovascular decompression of the trigeminal nerve. Otolaryngol Head Neck Surg 2000; 123: 218-23.
4) 荻原雅和, 木内博之, 西山義久. 後頭蓋窩における内視鏡手術の基本的知識. 脳外誌 2013; 22: 379-87.

II. スタンダード編

脊髄手術と内視鏡

新　靖史　大阪警察病院脳神経外科副部長

はじめに

　脊髄手術の低侵襲化は手術手技や道具の進歩とともに進められている。筋肉や骨などの支持組織に包まれる脊髄および神経への低侵襲手術においては，内視鏡の果たす役割は大きく，手術手技には歴史的変遷とさまざまなバリエーションがある。本項では脊髄内視鏡について，基本原理と道具の特徴，代表的な手術について述べる。

脊髄内視鏡手術の変遷とバリエーション

　腰椎椎間板ヘルニアに対する手術方法は，歴史的にみると広範囲椎弓切除からはじまり，LOVE法，顕微鏡を用いたmicro-LOVE法，Casper法，内視鏡下椎間板切除術（micro endoscopic discectomy；MED）と低侵襲の軌跡をたどっている（図1）。脊椎内視鏡下手術は1990年代半ばから欧米で開始されたが，現在その主流を占めている脊椎後方内視鏡下手術であるMEDは1997年にFoleyとSmithにより発表された。

　MEDで使われた最初の内視鏡がdisposableで画質も極端に悪く合併症も比較的多かったためか開発されたアメリカでは下火となっているが，わが国では独自の発展を遂げてきた。安全性を担保するようにその普及は広がり，腰椎椎間板ヘルニアからはじまって腰部脊椎管狭窄症，頚椎症性脊髄症，頚椎黄色靱帯石灰化症，頚椎症性神経根症，頚椎椎間板ヘルニアなどへ利用している施設もある（図2）。術野を肉眼やルーペで直視するオープン手術と比較すると病変部位への距離が近く，斜視鏡であり挿入部より拡大した視野が得られる。

　そして，MEDとは異なるアプローチで行う手技として，経皮的髄核摘出術（percutaneous nucleotomy；PN）が1975年に土方らによって考案された。これを起源としてKambinらやYeungらによりsingle portで内視鏡内に鉗子などのデバイスを使用して内視鏡下に手術操作が可能なシステムが経皮的内視鏡下腰椎椎間板ヘルニア摘出術（percutanous endoscopic lumbar discectomy；PED or PELD）として開発された。

図1 低侵襲脊髄手術の変遷とバリエーション

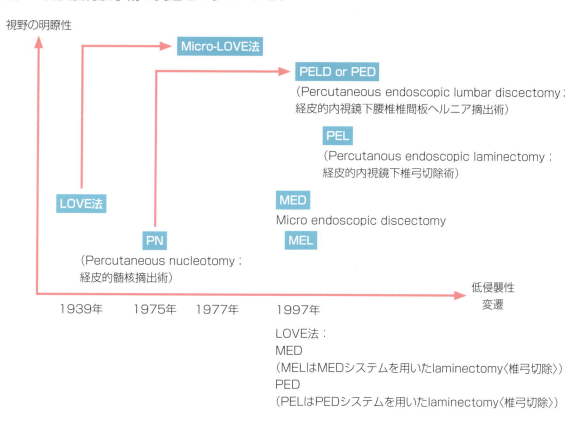

図2 MEDが適応となる病態

部位	病態・疾患	治療のターゲットと注意
腰椎	頸部脊髄症	片側侵入による脊髄除圧 Pincer mechanismの解除 OPLLは適応外
	頸部神経根症	椎間孔狭窄への椎間孔拡大術 後方からのヘルニア摘出
胸椎	後方除圧	硬膜骨化に注意
頸椎	腰椎椎間板ヘルニア	外側ヘルニア，migrarteなどを含む
	腰部脊柱管狭窄症	片側侵入による硬膜管両側除圧
	腰椎椎間孔部狭窄	L5/S1高位のL5神経根

脊髄内視鏡の種類と特徴

脊髄内視鏡手術は侵襲が小さいという利点がある反面，その極端に小さい術野と内視鏡独自の視野特性から，術中の解剖学的位置関係を把握するのに熟練を要し，手技の習得には一定のラーニングカーブが存在するという報告がある．現在，脊髄内視鏡の主なものとしては，MEDシステム（Medtronic），PELDシステム（WolfとKARL STORZ）がある（図3）．

図3 脊髄内視鏡の種類

a：MED（Medtronic）

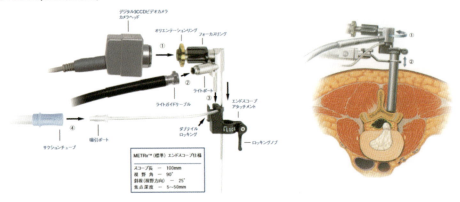

b：PELD（PED）（Wolf）

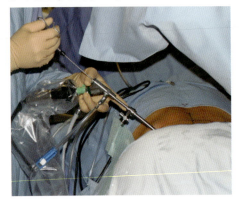

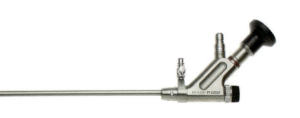

- Excellent imaging quality, optimal lighting
- Optimized irrigation, in- and outflow
- Huge working channel, uniportal, full-endoscopic
- Minimal outer diameter

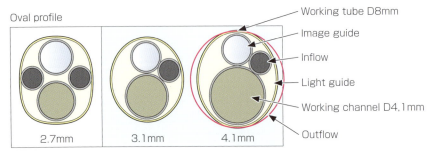

図3 つづき

c：PELD(PED)(KARL STORZ)

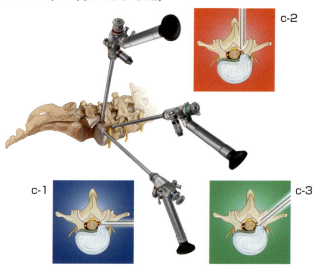

c-1：Transforaminal Approach

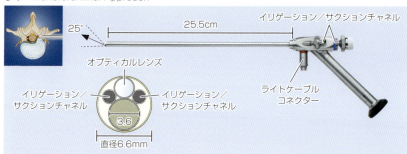

c-2：Interlaminar Approach

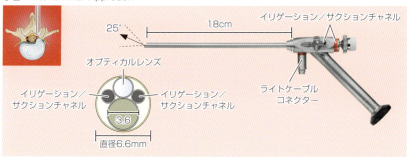

c-3：Posterolateral Approach

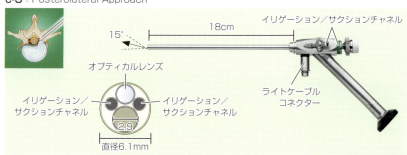

内視鏡は，わずかな隙間から内部の対象に接近して高精度の観察ができ，一定の視野方向と視野角をもつ(worm's eye view)。一方，顕微鏡は対象から離れた位置から拡大率を変えて三次元像を得る(bird's eye view)。この両者の特徴を併せもつのが外視鏡(exoscope)になる。対象から離れた位置に配置し，体腔あるいは外科的に作られた開口部(surgical corridor)を通じて高精細な視野を得るものである。
　Exoscopeには，現在使用できるものにVITOM®(KARL STORZ)，KESTREL VIEW(三鷹光器)がある。術野カメラ，拡大ルーペ，手術用顕微鏡などを補完する可視化システムである。VITOM®は深い被写界深度をもち術野から約25〜75cm離れたところから鮮明な画像を得ることができるので，幅広いワーキングスペースを取りやすい特徴をもつ。一方，KESTRELは片手でカメラ部を動かし，レーザー光の当たったポイントでフォーカスを合わせて拡大できる。またこのexoscopeは3D仕様のものも開発されている(図4)。これらの特性を手術に活かすことになる。

図4　VITOM®

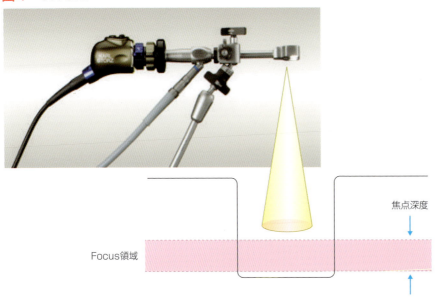

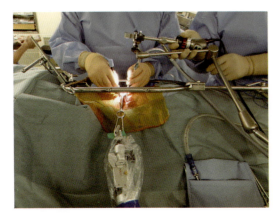

VITOM®は固定式のアームで支持するほか，ユニアーム(三鷹光機)で支持して内視鏡と同様に動かしながら最適な視軸をとることもできる。

▶空(気)中手術と水中手術

　MEDは筒の中の空(気)中手術であるのに対して，PEDは細径の内視鏡で水灌流の中で視野を得る水中手術である特徴をもつ。MEDの円筒型レトラクター(主に16mm)は低侵襲開創器であるが，アクセスに際してsequential dilation，つまりシリアルダイレーターを用い，筋線維間経由でレトラクター設置を行う。硬性斜視鏡による視野は末広がり，いわゆるトランペット型のdry fieldの術野の確保が可能である。円筒形レトラクター内外の温度差のためにレンズが曇ることや，血液や組織でレンズが汚れて視野を妨げることがあるので対処を要する。曇り止めを用いたり，内視鏡に伴走する吸引管からの持続的な吸引や生理食塩水の噴射などの対処をして明瞭な視野を得る必要がある。

　PEDは水の灌流を使った水中手術になり病変により近い明瞭な視野を得ることができるが，各ステップで専用のバイポーラーを用いた止血操作が重要になる。止血操作時も水灌流下であるので高温になりくい。ドリル使用時にも空気中の手術のように骨粉や血液が飛ぶことがない利点があるが，水中での視野を確実にする注意も必要である。

▶内視鏡視野特性について

　内視鏡から得られる視野とその視野で行う手術操作は，顕微鏡手術での三次元画像で行う手術操作と異なる特徴をもつ。顕微鏡やexoscopeは離れたところから一定の焦点深度をもつbird's eye viewを得ることができる(図5a)。一方，内視鏡は対象により近接した部位からゆがんだような画角の大きなworm's eye viewを得ることになる(図5b)。内視鏡の視野は①内視鏡先端形状，②レンズ形状，③照射方式によって特徴づけられる。内視鏡の先端形状には直視鏡と斜視鏡が存在する。直視鏡は鏡筒と視野方向が同一であるので，解剖学的部位が認識しやすい。その反面，視野が限られており，視認できるワーキングスペースが狭い。斜視鏡では鏡筒と視野方向が異なるが，斜めから見下ろす画面になり，視野が広くなる。

図5　内視鏡の視野特性

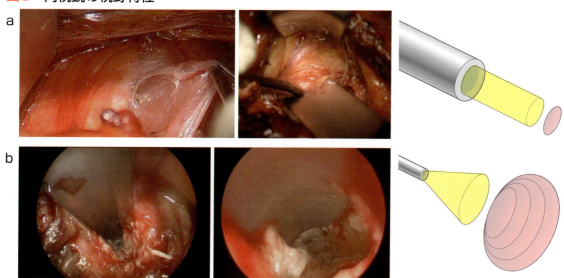

脊椎外科では25°もしくは30°の斜視鏡が多用される。斜視鏡は実際の術野の中央とモニタ上に映し出される画面の中央が同一ではない。円筒形レトラクターにより確保された術野のなかで，内視鏡側の術野の端はモニタ画面に映し出されず，内視鏡と反対側の術野が画面の中央部にくることになる。みえているところに道具が届かなかったり，術野の外がみえていることもある。真上からみる顕微鏡に対して，神経根から外側を斜めにみることができるために，神経根をレトラクトせずにヘルニアをみることもできる。神経根や硬膜損傷を避け低侵襲手技で有効な手術にするため，このような視野特性を利用することが重要である（図6, 7）。

図6　MEDシステムからの視野
MEDシステムによる手術手技は円筒型レトラクターによって確保した術野で行う、endoscopy assistedによるtube surgeryである。

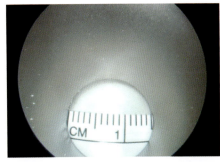
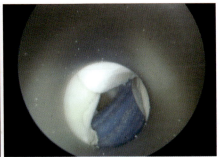

図7　PEDシステムからの視野
a：25°斜視鏡。有効長207mmのものを，trans-extraforaminal approachで使用。有効長165mmのものを，interlaminary approachで使用。
b：内視鏡視野特性に注意する。内視鏡を360°回転させることで周囲の状態を把握する。

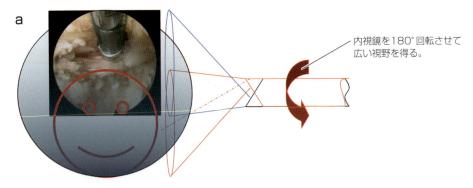

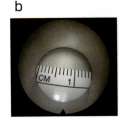
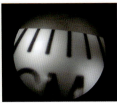
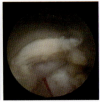
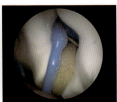
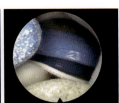

内視鏡手術に重要な脊椎局所解剖

　脊髄内視鏡手術はピンポイントで病巣に到達できる特徴がある。しかし，モニタ画面に描出される拡大された視野で，変性の強い症例などで周囲組織の位置関係の把握するのが難しい場合がありうる。従って，全体像をイメージできるようにし，さらに局所解剖を判別する解剖学的知識が重要である。そのポイントを確認する。

体表解剖

　椎骨の棘突起は隆起しているため体表から触りやすい骨になる。棘突起の何カ所かは，そのほかの骨と対応がある部位がある。環椎棘突起は髪の毛の生え際あたりの皮下に触知でき，ランドマークになる。ほかに第3胸椎棘突起＝肩甲棘三角，第7胸椎棘突起＝肩甲骨下角，第12胸椎棘突起＝第12肋骨，第4腰椎棘突起＝腸骨稜上縁(Jacoby線)も参考になる。

内視鏡手術で必要となる特徴的な局所解剖

頸椎神経根症に対するMEDおよびPED頸椎後方アプローチのポイント

　椎弓から下関節突起移行部を確認したのち，ドリルで削除する。上関節内側部を露出したのち，椎弓部を切除する。上関節突起内側部を切除すると神経根が横走する。椎体後方を縦に走行する静脈叢からの出血に注意を要する。

腰椎

　Kambin triangle(safety triangle)は椎間孔から脊柱管内へアプローチするうえで重要な刺入口になる。神経根の背側と上関節突起の外側，横突起下位椎体の上縁が作る三角形(図8)で，下位レベルに移行するに従いその範囲は狭小化する。

図8　内視鏡手術のための局所解剖

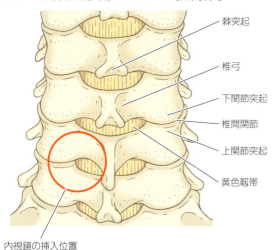

内視鏡の挿入位置

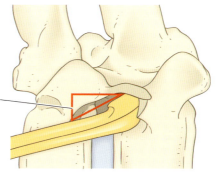

神経根の背側と上関節突起の外側，横突起下位椎体の上縁が作る三角形（Kambin triangle）

スタンダード テクニック

MED（図9）

▶体位
伏臥位で腹圧がかからないようにする。術中にイメージで位置確認しやすいようにセッティングする。

▶C-arm imageによる確認とマーキング
C-armにて当該椎間の上下棘突起，上位椎弓の下縁を，皮膚ペンでマーキングを行う。刺入の位置と進入の方向を確認する。椎間板のレベルにより傾きが変わるので注意する。

▶円筒形レトラクターの設置
当該椎間の棘突起外側縁に円筒レトラクターが接するように，皮膚切開を加え，続けて筋膜を切開する。Finger navigationで，三次元的なorientationを確認する。椎間関節のふくらみ，上位椎弓下縁，棘突起の側面をダイレーターの先端で触知して，順次シリアルダイレーターを挿入する。椎弓間に垂直方向に力が加わると，黄色靱帯を掻把して硬膜管や神経の損傷することがありうるので注意を要する。

▶術野展開
Sequential dilationに続き，円筒型レトラクターを設置して，C-armでレベルの確認を行う。軟部組織を処理して，ケリソン鉗子やダイヤモンドバーを用いて椎弓間を拡大する。より適切で操作を行いやすい術野を作るため，①内視鏡を置く位置，②内視鏡の深度，レトラクターの傾斜，④wanding操作を適宜行う。

▶黄色靱帯の処置と硬膜外腔への到達
黄色靱帯を切開するか，靱帯の付着部から剥離するか，部分椎弓切除を広げるか，などを術野で判断して，硬膜外腔に安全に到達するようにする。

▶ヘルニアの確認と摘出
硬膜管と神経根の同定し，注意深く神経根をレトラクトしてヘルニアを摘出する。髄核鉗子は，先端を視野で把握して深部に入りすぎないように注意する。椎間板腔内をイリゲーションして，止血の確認と遺残ヘルニアの確認を行う。

▶閉創
ドレーンを椎弓背側付近に置くようにする。閉創中も吸引と連結して，ドレナージが閉塞していないか確認しながら閉創する。

▶MEDの合併症対策
以下のような合併症への注意が必要である。

- 硬膜損傷

  ブラインド操作を避ける。

- 術後血腫

  各ステップでの適切な止血と発症時には血腫除去を含めた対応を要する。

- ヘルニアの再発，取り残し

  斜視鏡視野に対応した曲がりの道具を効果的に使う。

図9 MEDの手技
a：椎弓間で解剖を確認。
b：黄色靱帯をメスで切開。
c：靱帯を切除して，硬膜外の脂肪を確認。
d：硬膜の露出。
e：神経根を牽引する。
f：ヘルニアの摘出。

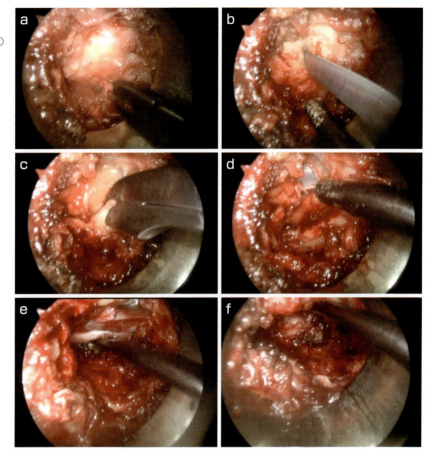

PED（図10）

経皮的内視鏡下腰椎椎間板摘出術には従来法と比べていくつかの特徴がある。①器具が細くて長い，②25°の斜視鏡で視野が広い，③スコープ先端にカメラがあり水灌流中で近接した視野が得られる，④外筒とカメラを適宜動かして術野を得る，などである。PEDには経椎間孔法，後側方法，経椎弓間法のアプローチがある。以下に経椎間孔法（transforaminal approach）のポイントを示す。

アプローチ
Safety triangle（kambin triangle）から椎間板へ至る（図8）。

Needle placement
透視下に標的椎間板へ18G針をexiting nerve rootを避けて穿刺する（図10a）。罹患椎間下位椎弓根と上関節突起基部がなすカーブと下位椎体縁のラインが交差するポイントから椎間板へ至る。

Operating sheethの設置
穿刺針をガイドワイヤーに替えて，ダイレーター，operating sheethを順次設置する（図10b，c）。

▶水灌流下の術野の確保

水灌流を行い，視野を得る。出血があればバイポーラーで止血する（図10d）。

▶椎間板腔から術野を広げる

Inside-out法（最初に椎間板内に進入）にてヘルニア孔付近の遺残髄核を摘出し，その後cannulaを少し引き，硬膜外腔と後縦靱帯および椎間板を同時に観察する（half–and–half endoscopic view）。ほかにout-side in法を用いることもある。

▶椎間板摘出

Operating sheethの位置を適宜変えてヘルニアを摘出する。多くの後縦靱帯を切開すると，靱帯下の脱出ヘルニアがみやすくなる。その際，スコープは床面と水平に近づく（hand-down technique）。神経根の除圧を確認する。

▶止血の確認，閉創

ドレーンを残して閉創する。

図10 PEDの手技（Transforaminal approach）

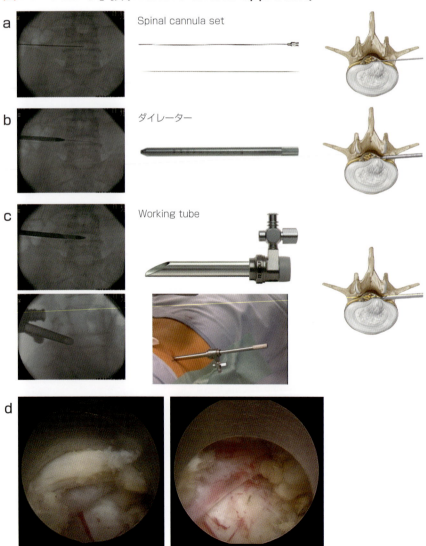

Exoscope支援手術

Exoscopeを用いる手術として，腰椎前方アプローチを示す．血管，神経，筋膜を視認して筋膜間をdissectionして椎体へ至ることが重要になる．

▶腰椎前方アプローチ（図11）

腰仙部への進入法には後方法と前方法がある．前方法には，大別して腹膜外路法と経腹法がある．ここでは，術野の深さと広さ，膜構造を視認した手術にexoscopeが特に有効である腹膜外路法（前側方アプローチ）について述べる．

▶Mini-open anterior lumbar interbody fusion（ALIF）（図12）

ALIFは変性椎間板の郭清で前方から直接的あるいは間接的に硬膜管を除圧し，椎間高の復元によりすべりを整復して下関節突起の前方偏位による硬膜管への影響を軽減し，さらに強固な椎間固定により椎間不安定性を解消する．

▶体位

右下側臥位左側進入で行う．右側進入では大静脈（vena cava）が妨げになりやすいので，十分注意して行う必要がある．通常は大動脈のほうが静脈と比べて損傷を避けやすいと考えて左側からアプローチする．

▶後腹膜術野の確保

Langer皮膚割線に沿って皮膚切開を行い，直視あるいはexoscope下に二層の腹斜筋群および腹横筋，腹横筋筋膜を分ける（図12a）．腹横筋筋膜を破ると，腎傍脂肪組織（flank pad）の中に入ることになる．腹横筋筋膜を追って腰方形筋肉へ至り，さらに前方へ進み腸腰筋に至る（図12b，c）．腸腰筋の外側には外側円錐筋膜があるのでこの背側から腸腰筋の前方へ向かう．このとき筋膜間に神経がみえるので，これをよけるように椎間を露出する．特にL4/5 5/S1では分節動脈や静脈を拡大および高精細視野で確認し，剥離凝固することが重要である．

▶椎間操作

大腰筋を後方へレトラクトして，椎間に至る（図12d）．この操作のとき，exoscope下に筋膜が視認できると筋膜の間から剥離をして，出血や筋損傷，尿管損傷を避けることできる．大動脈の拍動がみえることもある．椎間を露出して，金属マーカーを刺してX線透視で高位と椎間板内での前後の位置を確認する．各種鋭匙を用いて椎間板の切除を進めるが，このときexoscope下の手術であれば，明るい詳細な視野でワーキングスペースを取ることができ操作がしやすい．椎間板の切除が十分か，終板の観察には椎間のスペースに挿入することができる内視鏡が有用である．

▶椎間固定

椎間にディストラクターを挿入し，変移した椎体を整復してケージで固定する（図12e，f）．Exoscopeで観察すると，整復の様子，ケージが奥に入りすぎて沈みこみが起きないように，皮質にかかるように挿入できているかを直視下にも確認できる．

図11　後腹膜アプローチ

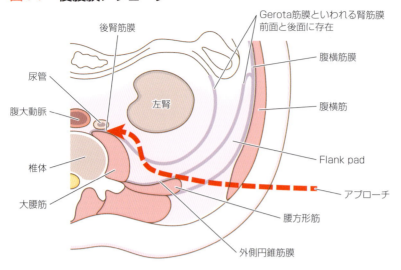

図12　ALIF手術手技

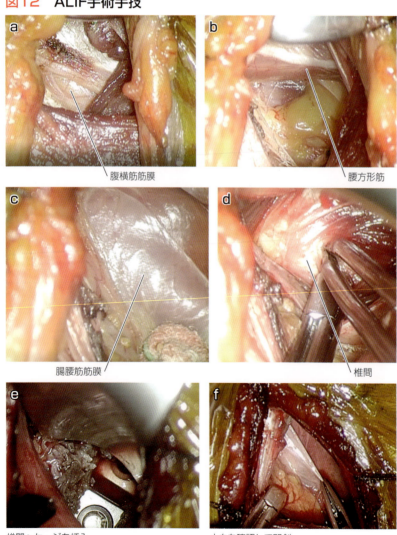

まとめ

　脊椎内視鏡手術の特徴とスタンダード手技を示した。今後ナビゲーションとの併用やさらにアプローチおよび術野の拡大の手技が開発されているが，内視鏡の特性を理解した手技を確立することが重要である。

II. スタンダード編

神経内視鏡手術のリスクマネジメント

中島伸幸　東京医科大学脳神経外科　　三木　保　東京医科大学医療の質・安全管理学

● 神経内視鏡手術におけるリスクマネジメントについて

　手術室への内視鏡とモニタ手術の導入は，手術に対するパラダイムチェンジをもたらしている。端的にいうと，個人競技からチーム競技への移行である。そのため，神経内視鏡手術におけるリスクマネジメントを根本から変えなければならない時期にきている。

　本項では神経内視鏡手術が安全に広く普及するために，総論として，①内視鏡時代における手術のリスクマネジメント，②内視鏡時代における手術教育，わが国における技術認定制度，各論として，③術前から術後までのリスクマネジメントに関して，当施設における神経内視鏡手術の難易度設定や症例検討会，手術場にて日々指導されていることを中心にまとめる。各論に関しては他項にて詳細が記載されているため，重複する部分があることをご容赦いただき，参考にしていただければ幸甚である。

● 内視鏡時代における手術のリスクマネジメント

　従来の顕微鏡下手術は個人競技の色合いが強く，個人の修行と徒弟制度による技の伝承が中心となっている。手術の責任も術者個人への割合が大きく，そのため，術者が上級医のときはもちろん，術者がトレーニーであっても主術者の意思を尊重する雰囲気がある。顕微鏡下手術は静寂のなか，黙々と術者がテクニカルスキルを遂行し，周囲は口を出しにくい雰囲気に慣れてきた伝統があった。もちろん，指導医は言葉，そして，助手としてアシストし，トレーニーの力量を判断し，これ以上は患者の利に反すると考えるとき，術者交替となる。個人から個人の交替の形でリスクマネジメントを行う。一方で内視鏡手術は，モニタを共有し，ときに内視鏡下の操作を共同してはじめて手技を完遂できるチーム競技が求められる。術者が2人，チームにてテクニカルスキルを発揮する必要性があり，声を掛け合い，口を出し合いながら，ひとつひとつの手技を遂行するという，顕微鏡下手術では醸成されにくかった文化が内視鏡手術に登場してきている。そのため，脳神経外科手術にも，ノンテクニカルスキル(Non-technical skills；NOTS)がteamwork qualityとpatient safetyの重要なリスクマネジメントとして導入されるようになりつつある。

▶Non-technical skills for surgeons(NOTSS)

　テクニカルスキルが個人の専門知識や技量を指す一方で，ノンテクニカルスキルはチームを管理・統括するための総合的能力とされる。同一モニタ下に多術者，チームで行う内視鏡手術のリスクマネジメントにおいて，このノンテクニカルスキルは特に重要と考える。つまり，手術の安全，患者の安全に最もインパクトを及ぼすのは，術者がテクニカルスキルを昼夜惜しまず修練すること以上に，手術室での振る舞い，コミュニケーションであることを教育され理解することと考えられるようになった[1,2]。

　外科医におけるノンテクニカルスキルは，NOTSS(Non-technical skills for surgeons)とされ，2006年Yuleらにより開発がなされ，4カテゴリー，「situation awareness」「decision-making」「communication and teamwork」，そして「leadership」として示された(表1)[2]。そして，この研究は患者目線のNOTSSとなり，2018年Yuleらにより報告され，4カテゴリーの定義とともに，Patients' evaluation of non-technical skills(PENTS)として紹介されている(表2)[3]。2012年に大阪大学医学部附属病院中央クオリティマネジメント部から医療におけるノンテクニカルスキルの実践とトレーニングの報告書も非常に参考になる[4]。

表1　NOTSS (Non-Technical Skills for Surgions skills)の分類 version 1.2

Category	Element
Situation awareness (状況認識)	Gathering information (情報収集)
	Understanding information (情報理解)
	Projecting and anticipating future state (先見と備え)
Decision-making (意思決定)	Considering options (オプションの検討)
	Selecting and communicatin option (オプションの選択とチームへの伝達)
	Implementing and reviewing decisions (決定の実行とレビュー)
Communication and teamwork (チームワーク)	Exchanging information (情報の交換)
	Establishing a shared understanding (相互理解の構築)
	Coordination team (チームの協調・連携)
Leadership (リーダーシップ)	Setting and maintaining standards (水準の設定と維持)
	Supporting others (チームメンバーのサポート)
	Coping with pressure (重圧の対処)

筆者の施設では病院全体にて年間1,500件以上の鏡視下手術（全手術年間9,000件以上）が行われ，手術室では5台前後の内視鏡が同時並列で稼働している現状にあり，内視鏡手術のリスクマネジメントは重要課題となっている。鏡視下手術がメジャー手技となっているほかの診療科と比較し，脳神経外科において内視鏡手術はいまだ発展途上といえる。そのため，内視鏡本体，周辺機器はもとより，内視鏡文化もほかの診療科から学ぶことが重要になる。

　筆者がノンテクニカルスキルを言葉として明瞭に認識したのは，第21回日本神経内視鏡学会（2014年，三木　保会長，東京医科大学医療の質・安全管理学）であった。北里大学泌尿器科学主任教授岩村正嗣先生が，「特別企画・神経内視鏡手術のインシデントレポート」の基調講演にて，「泌尿器腹腔鏡手術におけるリスク回避について：ノンテクニカルスキルの重要性」の講演をされた。それまで，神経内視鏡手術500例前後に携わり，顕微鏡下手術とは異なる手術場の雰囲気作りの必要性を感じていたが，その講演を拝聴してはじめて言語化された。前出のNOTSSが抽象的であるのに対して，岩村先生の講演では，腹腔鏡手術におけるノンテクニカルスキルの実践として以下の6つが紹介された。

1. 憶えない，
2. メンバーの技量を知る，
3. 黙らせない，
4. 中盤に休憩時間をとる，
5. 怒鳴らない，
6. 限界を知る，

と，実践に即した方法を挙げられ，ノンテクニカルスキルを技術や知識などのテクニカルスキルとともにバランスよく習得しておくべき重要な能力と述べられた[5]。

表2 PENTS (Patient' Evaluation of Non-Technical Skills for Surgions skills)スケール　version 1.0

Category	Element
Communication and teamwork	Q1 My surgeon coordinated team activities
	Q2 My surgeon checked that the team had a shared understanding of where the team were going
	Q3 My surgeon ensured a mutual understanding of the way forward
Leadership	Q4 My surgeon coped well with pressure
	Q5 My surgeon set high standards at work
	Q6 My surgeon worked well in a stressful environment
	Q7 My surgeon had high principles at work
Decision-making	Q8 My surgeon considered different options when making a decision
	Q9 My surgeon was open minded about options

チームワークとチームビルディング

　顕微鏡下手術が個人競技の要素が強いのに対し，内視鏡手術はチーム競技の傾向がより強い。チームビルディングを行った会社はその生産性，顧客と従業員の満足度，そして，問題解決能力の著明な改善がみられるとされる。そのため，神経内視鏡手術のリスクマネジメントを行うときもよりよいチームを造り上げることが重要と考える。脳神経外科領域において，ゴールを達成するために必要なチームの特性として，以下の5つ，

1. Clear roles and goals，
2. Good flow of communication，
3. Trust in the group，
4. Alignment，
5. Excellence，

が挙げられている[6]。先に挙げた大阪大学医学部附属病院中央クオリティマネジメント部の報告書のなかでも，ヒューマンエラーで有名なJames Reasonを引用して，チームとグループの差異について名古屋大学病態外科学講座心臓外科学教授の上田裕一先生が述べている。

　グループは，目的が決定されておらず，不同意は未解決のまま，個人的感情は隠され，どうすれば機能するのかは議論されず，メンバーは各自の役割に固執し，そして，リーダーシップは固定されている，と述べられている。一方，チームは，目的は合意のうえで意思決定，不同意は分析し解決する，目的はよく理解されチーム全員に受け入れられている，メンバーがアイディアに貢献，どうすれば機能するか頻回に検討している，ルールはすべてのメンバーが理解している，臨機応変にリーダシップはシェアされる，と定義されている[7]。最大の効果を上げ，リスクを回避するためには，個人の力量に頼るのではなく，上述されたチームを意識して造り上げることが，神経内視鏡手術のリスクマネジメントにも必要と考える。

　NOTSSやチームビルディングから考えられることは，神経内視鏡手術のリスクマネジメントにおいて，ひとの意見を受け入れない，耳を貸さない，個人主義，チームに頼らないなどに傾きがちな術者は，どれだけテクニカルスキルに優れていたとしても，patient safetyの観点において，重大なヒューマンエラーを引き起こす可能性があると考える。チーム手技である神経内視鏡手術に不向きである可能性がある。

内視鏡時代における手術教育

外科手術の教育は，体系化されておらず，教育施設，指導医にとって難しい課題のひとつである．従来の徒弟制度，技の伝承，みて盗む，同じ釜の飯，という慣習のなかで行われているのが現状と考える．指導医のテクニカルスキルをまずは模倣し，稚拙な模倣が徐々に巧妙となり，そして，自然になるまで研鑽を積むことで，技が伝承されてきた．この教育方法は主に，トレーニーの力量に依存しており，システムとして確立していない．一方で，技（作業過程）を段階化し，トレーニーの力量を判断しながら，目標設定と反省を繰り返しながら，着実に教育するon the job trainingが多くの領域にて普及している．一元的にどちらがよいか判断するのは難しい問題だが，チーム医療，多術者にて成り立つ神経内視鏡のリスクマネジメントにおいては，従来の外科手術の教育だけでは不十分と感じられる．

神経内視鏡技術認定医

各施設の教育，個人の力量にて身につけてきた顕微鏡下手術には，顕微鏡下手術の技術認定医制度はなく，日本脳神経外科専門医がその役割を担っていると考える．しかしながら，新規技術であった神経内視鏡手術では，平成18年に日本神経内視鏡学会技術認定制度が制定された．これは，患者にとって安全に，外科医に安心して神経内視鏡手術が普及されるために，内視鏡手術の特殊性を感じていた先人の功績により制定された．

一般社団法人日本神経内視鏡学会技術認定制度規則第1章第2条に，「神経内視鏡手術は，ビデオモニター画面上の二次元画像を見ながら行う手術であり，深度覚が乏しくなる上に拡大画像上での手指・視覚協同運動も低下するため，従来の顕微鏡手術操作とは異なった特殊な手術手技の習得が必要である」と記されている．また，技術認定医の目標設定レベルは，同第2条に，「神経内視鏡の構造と取り扱い方法，全ての神経内視鏡手術に共通する基本的手術手技，合併症対策等を習得」と記載されている[8]．第24回日本神経内視鏡学会（2017年，埼玉石心会病院脳神経外科 石原正一郎会長）のシンポジウム神経内視鏡のトレーニングのセッションにて，当時の技術認定制度委員会委員長であった日本医科大学脳神経外科の田原重志先生が，指定口演として以下を述べられた．

「他の診療科の内視鏡外科の技術認定制度をみると，必要症例数は50～100例，未編集ビデオの提出，合格率は消化器外科では30～40％ときわめてそのハードルが高い．一方で神経内視鏡技術認定医は，必要症例数は20例（一覧表提出のみ），ビデオ提出は不要，合格率は90％以上となっている．神経内視鏡技術認定医はスペシャリストではなく，これから神経内視鏡手術の経験を積んでいくためのドライバーズライセンスの位置づけである」

神経内視鏡手術のリスクマネジメントにおいては，この技術認定医の立ち位置をしっかり理解するとともに，多術者，モニタ下手術，チームでの共有手術であるがゆえのNOTSSの重要性も，テクニカルスキルの教育とともに強調される必要があると実感する．

神経内視鏡手術のトレーニング

手術トレーニングの主役は，実際の手術室における指導医からの教育である。症例が豊富であれば，可能な限り段階設定を行ったon the job trainingが望ましい。しかし，神経内視鏡手術は各施設にて症例が豊富であるとは限らない。そのため，off the job trainingが重要と考える。日本神経内視鏡学会は学会主催講習会を基本手技習得，技術認定医習得のために開催している。また，不足する講習会の場を補う，講習会の質を担保するために日本神経内視鏡学会が認定する認定講習会も過去に50回以上，全国にて開催されてきた。これらの講習会にて，繰り返しになるが，基本操作，テクニカルスキルだけではなく，いかによりよいNOTSSを遂行するかを講師から聞き出し，習得することが，神経内視鏡手術のリスクマネジメントにつながると考える。

平成18年の神経内視鏡技術認定制度発足時，保険収載されていた手技は，水頭症手術，脳室穿破手術（神経内視鏡手術によるもの）のみであったため，症例実績20例に制約はなかった。脳動脈瘤頚部クリッピング術20例，経鼻的腫瘍摘出術20例などでも承認されていた。しかしながら，神経内視鏡手術の普及に伴い，社会からの期待は増し，保険収載される手技が増加してきた（表3）。国民の福祉に貢献することを目的とすると記載（一般社団法人日本神経内視鏡学会技術認定制度規則第1章第2条）されいていることから[8]，神経内視鏡手術のリスクマネジメントの観点から，保険収載されている手技を担保する必要があると考えられた。そのため，2018年より術式は，脳室内，血腫，下垂体および脊髄の4部門のうち，2部門以上，計10例以上経験していなければならないと，細則が改訂された（ただし，2018年，2019年は移行期間）[9]。

表3　保険収載されている神経内視鏡手術

内視鏡の名称が記載されている術式		2018年点数
K1741	水頭症手術，脳室穿破手術（神経内視鏡手術によるもの）	38,840
K164-5	内視鏡下脳内血腫除去術	47,020
K171-2.1	内視鏡下経鼻的腫瘍摘出術（下垂体腫瘍）	108,470
K171-2.2	内視鏡下経鼻的腫瘍摘出術（頭蓋底腫瘍）（下垂体腫瘍を除く）	123,620
K131-2	内視鏡下椎弓切除術	17,300
K134-2.1	内視鏡下椎間板摘出（切除）術（前方摘出術）	75,600
K134-2.2	内視鏡下椎間板摘出（切除）術（後方摘出術）	30,390
K142-3	内視鏡下脊椎固定術（胸椎又は腰椎前方固定術）	101,910
神経内視鏡手術にて行われることのある保険収載されている術式（内視鏡の名称記載はない）		
K167	頭蓋内腫瘤摘出術	61,720
K1691	頭蓋内腫瘍摘出術（松果体部腫瘍）	158,100
K1692	頭蓋内腫瘍摘出術（その他のもの）	132,130
K154-3	定位脳腫瘍生検術	20,040
K179	髄液漏閉鎖術	39,380

リスクマネジメントと新しい手技の発展

　一般社団法人日本神経内視鏡学会技術認定制度規則第1章第2条には,「神経内視鏡を用いた今後の新しい治療法の発展を考慮した場合,本技術認定を受けない医師が,様々な脳神経外科領域の疾患において内視鏡を用いることを否定するものではない」と記載されている。光学機器の発展,周辺機器の発展,術者のテクニカルスキルの発展により,今後神経内視鏡手術のますますの発展が期待される。特に,頭蓋底領域への普及,生検術から摘出術へのステップアップなど,随所にその発展がみられつつある。しかし,顕微鏡下手術など手技が確立している疾患において,内視鏡手術を行う場合は十分に検討されなければならない。治療効果は従来治療より同等以上であるのか,合併症リスクは同等以下であるのか,術者の力量を超えていないのか,などを吟味のうえ行う必要がある。

　一方で,新しい内視鏡手術が普及することで従来の顕微鏡下手術が減少することへの危惧もある。よい例が内視鏡下脳内血腫除去術と考える。2014年に保険収載され,低侵襲性,開頭と同等の効果を得られることから,多くの施設にて症例が増えている。そのため,今後,顕微鏡下血腫除去術をほとんど経験しない術者が育成されてくることも予想される。しかし,spot signのある症例,微小動脈瘤がある症例,血管奇形を伴う症例など,止血困難な症例に遭遇した場合に対応できるのか,開頭に変更する必要が生じた場合に対応できるのかが懸念事項として生じてきた。内視鏡下の手技がより高度,高品質になることで顕微鏡下血腫除去術のトレーニングを行わず,内視鏡手術の洗練にて克服するのか,やはり顕微鏡下血腫除去術のトレーニングを経てから内視鏡手術のトレーニングへ移行すべきなのか,今後,コンセンサスの形成が必要と考える。

　筆者の施設では,症例に応じることを前提に,現状,術者が脳神経外科専門医取得前の場合は顕微鏡下血腫除去術を第一選択とし,取得後は内視鏡下血腫除去術を検討することとし,患者の利益を損なわないことを第一に,安全の担保とトレーニングのバランスを取っている。

術前から術後までのリスクマネジメント

　筆者の施設における神経内視鏡手術の難易度設定や症例検討会，手術場にて日々指導されていることを中心に述べる．当施設では，指導医の10箇条（表4）[10]，各種学会や研究会，講習会にて教えていただいたことを肝に銘じて行っている．心に残る言葉としては，
「再手術できるのが内視鏡手術のよいところ（上川秀士先生，上川クリニック）」，
「録画1本（VHS時代，120分）を越えたら終了する（石原正一郎先生，埼玉石心会病院）」，
「仲間を作ってひとりよがりにならない（村井尚之先生，済生会習志野病院）」
は，指導医からの10箇条とともに，神経内視鏡手術のリスクマネジメントの基本としている．

表4　神経内視鏡手術心得　10箇条

1	慣れないうちは必ず経験豊富な指導者の下で
2	手術の成功の第一歩は適正な脳室穿刺から
3	出血をみたら，慌てずまずその場で洗浄，術野の確保
4	不鮮明な術野ではむやみに内視鏡を動かさない
5	内視鏡の前進後退は術野の中心で
6	軟性鏡を屈曲したまま退いてはいけない
7	腫瘍生検，鉗子操作は「引っ張る」のではなく，「捻りきる」
8	ETVは腫瘍生検の後に行う
9	完全なるETVは髄液のto and froの確認と橋前槽の確認
10	絶対に無理をしない

（ETV；endoscopic third ventriculostomy）

▶手技の難易度,段階化(当施設における案)

　リスクマネジメントの第一はリスク回避である。無理をしないために,手術の難易度を知り,難易度に応じた人的資源の確保が望ましい。そのため,筆者の施設では,Kassamらの経鼻手術の難易度レベル[11]を参考に,神経内視鏡手術の難易度を設定し,必要な人的資源を参考として挙げ,軟性鏡手術と経鼻手術以外の硬性鏡手術に分けて示した(表5)。表に挙げた人的資源はあくまでも目安であり,緊急手術など患者目線での優先度が第一であることはいうまでもない。

▶術前・術中・術後

　脳室内病変,血腫および下垂体に対して,筆者の施設において注意している神経内視鏡手術の周術期合併症の一覧表を示す(表6)。不十分な部分もあると思われ各施設にて改変していただければ幸いである。また,日本神経内視鏡学会主催の技術認定講習会では各部門のチェックリストが配布される。基本的事項が記載されており,神経内視鏡手術の導入期には是非活用したい。

　神経内視鏡のリスクマネジメント,NOTSSの促進のために,手術におけるブリーフィング,ハドル,ディブリーフィングも強調したい。従来から症例検討会,術後検討会,あるいはM&Mという会議形式や主治医チーム内での何気ない会話にて行われていると思われるが,術前・術中・術後にチームにて確認,協議,解決する短時間の話合いは,チーム競技の神経内視鏡手術のリスクマネジメントではより重要と考える。

　表6の術前項目は,合併症回避のためのチェック事項として挙げた。術中・術後の合併症に関しても,本書における各手技のスタート編,スタンダード編に記載されているため,割愛する。表5と表6の一覧にて本稿の役割としたい。そのなかで,技術認定講習会などにて強調されていること,周術期のピットフォールとして重要と考えられることを抜粋して以下に記載する。

表5 リスクマネジメントからみた神経内視鏡手技の難易度
（東京医大における内視鏡手術の難易度設定）

	Level	軟性鏡手術	硬性鏡手術	経鼻頭蓋底手術 (Kassam 2009)		必要な人的資源
スタート	I	内視鏡に必要な解剖の理解 内視鏡のセットアップ 観察 基本操作（鉗子，止血，切開） 技術認定制度のチェックリスト理解		Sinus surgery	I	技術認定医習得前
スタンダード	II	第三脳室底開窓術　易（柔らかい灰白隆起） 脳室内腫瘍生検（悪性リンパ腫，胚細胞腫） 嚢胞開窓 Monro孔形成 透明中隔開窓	血腫除去（被殻，皮質下，小脳）（抗凝固剤，出血傾向，spot signなし） 第三脳室底開窓術 脳実質内腫瘍生検 顕微鏡手術支援（クリッピング，内耳道，頭蓋底腫瘍の残存など）	Advance sinus surgery Cerebrospinal fulid leak Intrasellar - sella, pituitary	II	技術認定医1人＋研修医
	III	第三脳室底開窓術　難（硬い灰白隆起，MMC，シャント離脱など） 脳室内腫瘍生検（low grade glioma，転移） 脳室内血腫除去 脳室炎洗浄 脈絡叢焼灼術	シルビウス裂くも膜嚢胞の嚢胞開窓 脳室内出血を伴う視床出血 脈絡叢焼灼術	Etrasellar - sella, pituitary Optic nerve decompression Intraorbital surgery Extradural skull base surgery	III	経験を積んだ技術認定医1人＋研修医
アドバンス	IV A	第三脳室底開窓術　難（後頭蓋窩病変，急性頭蓋内圧亢進など） 第四脳室内観察 多房性水頭症（脳室内出血後，炎症後） 中脳水道形成	血腫除去（被殻，皮質下，小脳）（抗凝固薬，出血傾向，spot signあり） 脳実質内腫瘍摘出（3cm以下） 側脳室内腫瘍摘出	Intradural skull base surgery transplanum transcribriform type I craniopharyngioma	IV A	経験を積んだ技術認定医1人＋技術認定医
	IV B	脳室内腫瘍生検（GBM） 第四脳室内生検，開窓 中脳水道ステント	supraorbital approach 脳実質内腫瘍摘出（3cm以上） 第三脳室内腫瘍摘出	Intradural skull base surgery type II/III craniopharyngioma transclival, intradural	IV B	経験を積んだ技術認定医2人
	V	橋前槽病変の開窓・生検	脳幹部腫瘍・海綿状血管腫 微小血管減圧術 経鼻以外の頭蓋底腫瘍（小脳橋角部腫瘍など）	Coronal plane, carotid dissection vascular surgery	V	経験を積んだ技術認定医2人

表6 神経内視鏡手術の周術期合併症リスト

分野		術前（合併症回避のためのチェック事項）	術中	術後
共通事項		適応の判断，適切なインフォームド・コンセント，セッティング，内視鏡の基本操作，処置具の基本操作，ナビゲーションの準備，ブリーフィング（目的と手技，役割，予想される合併症などの確認），適切な体位，など	ハドル（手術途中での再確認，問題が発生していないか，解決の協議，手術方針の変更など），機器の故障，など	ディブリーフィング（手術の結果と改善をチームで評価），予想される合併症の確認，など
脳室内	水頭症	灌流液（人工髄液の準備） 脳室穿刺のシミュレーション T2強調画像などによる橋前槽・脳底動脈の確認 脳圧亢進症例における麻酔薬の選択 透明中隔開窓では外側穿刺 ETV scucess socreの確認	脳底動脈損傷 disorientation 周囲脳組織の損傷（挫傷性出血，静脈性梗塞など） 徐脈 脳圧亢進 灌流液の廃液確認	ETVの再閉塞 （術後T2強調画像やcine PC画像） 仮性動脈瘤（脳底動脈損傷時） 発熱（人工髄液の導入により発熱期間は短縮の印象） 水頭症の再燃 脳神経麻痺（動眼神経・滑車神経） 意識障害，記銘力障害 痙攣 尿崩症 低ナトリウム血症 髄液漏 硬膜下水腫 慢性硬膜下血腫
	腫瘍	腫瘍の部位による脳室穿刺の位置決定 ETV，透明中隔開窓の併用の確認 腫瘍の不均一性 易出血性の予想 止血器具の準備 迅速病理診断の手配	腫瘍出血コントロール 不十分な検体量	腫瘍内出血（ときに遠隔からの出血） 髄液播種 脳室内出血
血腫		spot signの有無 血管奇形・異常の有無 開頭術に移行する可能性の確認（麻酔科医，看護師含め） 穿頭位置 止血器具，止血剤の確認 全身合併症の確認（肝機能障害，腎不全，抗血小板薬など） 抗凝固剤の内服の確認 拮抗剤の確認（プロトロンビン複合体製剤，DOACに対する特異的中和剤など） 症例に応じて輸血準備 助手へのシース操作指導	血腫腔のdisorientation 硬い血腫 止血困難 開頭術への移行 脳幹など深部損傷 術中エコーの使用	再出血 脳膿瘍，脳室炎 水頭症の出現・再燃 予想外の血腫残存
下垂体		レイアウトの確認（モニタ，内視鏡，内視鏡ホルダー，助手，スクラブナースなど） CTによる副鼻腔確認（鼻中隔彎曲，蝶形骨洞中隔，蝶形骨洞の発達，Onodi cellの有無，視束管，鼻甲介の含気など） MRIによる確認（内頚動脈の位置，kissing ICAの有無，腫瘍のくびれの有無，海綿静脈洞浸潤，正常下垂体の位置など） VEPの有無 眼球運動モニタリングの有無 光源をオンにしたライトガイドを直接掛布に留置しない（発火のリスク）	ドリル先端による内視鏡損傷 静脈出血（海綿静脈洞, intercavernous sinusなど） 内頚動脈損傷 内視鏡固定時のバッキング（特にモニタリング，筋弛緩薬未使用時） 内視鏡固定器の不意の移動（固定を確実に）	髄液鼻漏 気脳症 髄膜炎 残存腫瘍からの出血 仮性動脈瘤（内頚動脈損傷時） 嗅覚障害 鼻出血（遅発性含む） 鼻閉，通気障害 低ナトリウム血症 前葉ホルモン機能低下と補充療法，sick day ruleの説明 尿崩症 鼻孔狭窄（過度の鼻孔伸張など） 視鏡障害の悪化 眼球運動障害

▶インフォームド・コンセントの重要性

　神経内視鏡手術は確かに低侵襲手術である。日本における脳神経外科領域の医療裁判30例を分析した報告では，裁判上の争点は，手術適応，説明義務違反，手技ミス，術後管理などに類型化されるが，特に説明義務違反に関しては過失が肯定されやすい（被告・医療側の過失認定）傾向が示されている。1970～2005年までの判例であったが，すでに血管内治療による低侵襲治療が訴訟の対象となっている。低侵襲であることのメリットを過度に強調するかのような説明には注意が必要であると警告している[12]。

▶内視鏡の故障

　内視鏡の故障とその原因は石原が詳細を記載している[13]。特に注意すべきは，患者の執刀前に，使用する内視鏡が正常に稼働するかどうかを確認してから手術のタイムアウトを行うことが望ましい。内視鏡システムが2台以上ある場合は問題ないが，バックアップがない場合は特に重要である。そのなかでも，滅菌時の口金付け忘れによるアングル部のゴム裂傷はよくある故障である。われわれの施設でも2～3年に1度生じている。10年以上昔，ファイバースコープの症例であるが，ゴム破損に対して透明ラップを貼付して手術を続行せざるをえないことがあった。硬性鏡も併用していたため幸い手技は無事に終了したが，手技終盤には図1に示すごとくぼやけた画像になるとともに，イメージファイバーへの水漏れ故障となり高額の修理費用が必要になった苦い経験がある。

図1　内視鏡の故障

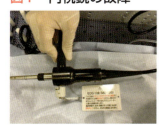 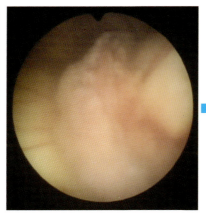 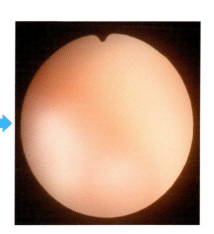

軟性鏡における時計orientation

硬性鏡に比し，軟性鏡では脳室内orientationを失いやすい。そのため，側脳室内や第三脳室内の操作では，脳室の長軸を内視鏡画像の12時〜6時に合わせることが重要である（図2）。内視鏡先端のアングル部はこの12時〜6時方向で首振りをするため，orientationを失いにくく，脳室の広い空間での操作となり周囲損傷のリスクを減ずることができる。加えて，繰り返し述べるように内視鏡手術は多術者によるモニタ手術となるため，次に行きたい方向，生検したい部位など指示するときに，「あっち」「こっち」ではorientationの共有が不可能である。そのため，例えば"2時の方向に内視鏡を向けて"や"8時の部位を生検して"，"もう少し12時の方向に開窓しよう"などと術者間のorientationを共有できる利点がある。

図2 時計orientation

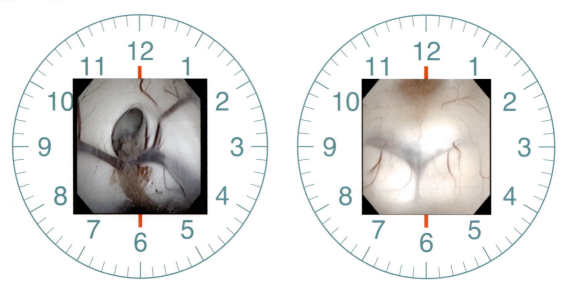

●機器の突然の飛び出し注意

　軟性鏡における処置具の飛び出しは大事故につながるため，特に注意が必要である。内視鏡を術野外に出してみるとわかるが，処置具のわずかな進入は内視鏡モニタでは大きな動きとなる。そのため，最近は専用マーカーがついた安全性の高いバルーンカテーテルがあるが，鉗子などにはマーカーがない。チャンネル口から内視鏡先端までの長さを把握しておく，脳室外や側脳室内の安全位置にてリハーサルを行うとともに，われわれの施設では助手自身が，鉗子に目安となる位置に骨ろうや糸を付けることで，処置具の飛び出しを防ぐようにしている(図3)。

図3　機器の飛び出し

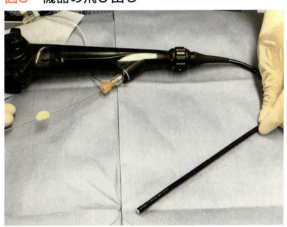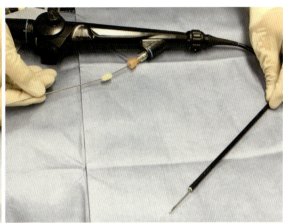

▶出血対応

神経内視鏡手術に限らず，手術に最も大切な技術は止血と考える．そのため，腫瘍生検などにおいて止血操作を習得することは非常に重要である．指導医より訓練を受けながら，再考した止血の心得私見を以下に挙げる．

1. 止血の第一歩はみえること．
2. 洗浄は止血の基本．角度と距離を工夫し水圧止血を行う．
3. 第三脳室側壁病変へは対角アプローチ．
4. グリオーマは出血を前提とし，止血機器と技術認定医2人を準備する．
5. 出血しても慌てない．脳室壁や脈絡叢を視野の片隅に．
6. よい検体を得るには可能であれば上衣下の組織を採取．
7. 止血機器による表面凝固止血．
8. 腫瘍生検はETVの先に行い，止血とこぼれた組織の洗浄を行う．
9. 出血のハイリスクは悪性グリオーマ＞転移，悪性リンパ腫，低分化グリオーマ＞胚細胞腫瘍の順と考える．
10. 困ったらシリンダー手術への移行，バイポーラー止血とする．

▶吸入麻酔の脳血流増加作用

吸入麻酔薬は濃度依存性に脳血管拡張作用にて脳血流を増加させる．特に，最近覚醒が早い利点を有するデスフルランが多用されるが，脳血流増加作用が特に強いとされる．一方，吸入麻酔薬は脳代謝抑制による脳血流低下作用があるため，臨床で使用する濃度であれば，頭蓋内圧は不変または軽度上昇のみとされる．これは，正常な脳血流自己調節能が保たれていること，正常な動脈血二酸化炭素分圧に対する正常な反応が保たれていることを前提としている．従って，デスフルランの添付文書には，脳に器質的障害のある患者は，脳脊髄液圧を用量依存的に増加させるおそれがあるため，慎重投与と記載されている．よって，急性水頭症，著明な頭蓋内圧亢進症例において，穿頭による神経内視鏡手術を行う際は，吸入麻酔薬デスフルランによる脳血流増加作用があるため，慎重に使用すべきである．麻薬性麻酔薬を併用し高濃度にならないように注意する，静脈麻酔に切り替える，脳圧降下剤を使用する，動脈血二酸化炭素分圧を適切に管理するなどに留意する必要がある[14]．

最後に

神経内視鏡手術において，個々・チームの手技の熟達，新技術の追求，そして，patient safetyをめざすときに，リスクマネジメントは欠かせない。テクニカルスキルと同時に，多術者，モニタ下手術である神経内視鏡手術においてはノンテクニカルスキルを身につけることが顕微鏡下手術以上に重要と考える。決して個人プレーに走ることなく，チームビルディングを意識することが，より安全に，患者そして術者にとってより満足度の高い手術結果が得られると信じる。

文献

1) Gawande AA, Zinner MJ, Studdert DM, et al. Analysis of errors reported by surgeons at three teaching hospitals. Surgery 2003;133(6): 614-21.
2) Yule S, Flin R, Paterson-Brown S, et al. Development of a rating system for surgeons' non-technical skills. Med Educ 2006; 40(11): 1098-104.
3) Yule J, Hill K, Yule S. Development and evaluation of a patient-centred measurement tool for surgeons' non-technical skills. Br J Surg 2018; 105(7): 876-84.
4) 大阪大学医学部附属病院中央クオリティマネジメント部. 医療におけるノンテクニカルスキルの実践とトレーニング. 平成23年度文部科学省特別経費 医療安全能力向上のための効果的教育・トレーニングプログラムの開発─医療安全学の構築と人材育成─2012.
5) 岩村正嗣. 泌尿器腹腔鏡手術におけるリスク回避について：ノンテクニカルスキルの重要性2014; 第21回日本神経内視鏡学会.
6) Sekhar LN, Mantovani A. Teamwork mentality in neurosurgical teams to improve patient safety. World Neurosurg 2015; 83(1): 41-3.
7) 上田裕一. 大学病院における手術安全への外科医の取り組み─「伝承」からのパラダイムシフト. 医療におけるノンテクニカルスキルの実践とトレーニング: 大阪大学医学部附属病院中央クオリティマネジメント部; 2012: 23.
8) 一般社団法人日本神経内視鏡学会. 技術認定制度規則. 2017. Accessed http://square.umin.ac.jp/jsne/document/nintei-kisoku201710.pdf.
9) 一般社団法人日本神経内視鏡学会. 技術認定制度施行細則. 2017. Accessed http://square.umin.ac.jp/jsne/document/nintei-saisoku201710.pdf.
10) 石原正一郎，上川秀士，三木 保. 神経内視鏡手術心得10ヵ条. 石原正一郎，上川秀士，三木 保編. 神経内視鏡手術アトラス. 医学書院; 2006: 44.
11) Snyderman CH, Pant H, Carrau RL, Prevedello D, Gardner P, Kassam AB. What are the limits of endoscopic sinus surgery?: the expanded endonasal approach to the skull base. Keio J Med 2009; 58(3): 152-60.
12) 桑原博道，墨岡 亮，新井 一，ほか. 脳神経外科領域における医療裁判の解析. 脳外誌. 2011; 20: 278-88.
13) 石原正一郎. 内視鏡の操作法と使用器具の取り扱い. In: 明 寺, ed. NS NOW2 神経内視鏡手術技術認定から応用まで. メジカルビュー社; 2008: 2-18.
14) 平田直之. デスフルランの薬理学 (2)薬理作用:循環・呼吸，中枢神経系，内分泌・代謝，骨格筋. 日臨麻会誌. 2016; 36(3): 352-8.

II. スタンダード編

Endoscopeからexoscopeへ，そして3D heads-up surgeryへ

伊達　勲　　岡山大学大学院医歯薬総合研究科脳神経外科

　本項では，最近話題になっているexoscope（外視鏡）について，特にそのなかでも3D heads-up surgeryという，3D眼鏡をかけてモニタをみながら（頭を上げた状態で，それゆえheads-up surgeryという）行う手術について，現況を報告し将来展望を示す。Exoscopeはendoscopeとmicroscopeの間に存在する概念である（表1）。Microscope，endoscopeとの関係に触れながら解説する。

● Microscope（手術用顕微鏡）

　脳神経外科の手術を行うに当たっては，術野を拡大してみることが必要で，その明るさや拡大率，どれだけの広さの視野を得ることができるか，人間工学的に術者が快適かどうか，術野に道具を出し入れするスペースはどうか，などが安全で正確な手術を行うために検討すべき条件である。これらの目的のために，1960年代に手術用顕微鏡（microscope）が開発され，上記のような条件を踏まえ，その機能が充実してきた。Microscopeは術者が3Dの視野を得られることが最大の利点であり，拡大して明るい視野で深い術野での手術にも対応している。欠点（とまではいえないが）を挙げるとすれば，現在使用されているmicroscopeは鏡筒の接眼レンズを覗きながらの手術であるので鏡筒の部分が大きく，そのため長時間の手術では人間工学的に圧迫感を感じながらの手術になる。顕微鏡と術野の間の比較的狭いスペースを使って，手術道具の出し入れを自由自在に行えるようになるには，かなりの経験を積む必要がある。また，術野の方向は0°なので角度のついた部分をみるには，大きな鏡筒ごと顕微鏡を振る必要がある（表1）。

● Endoscope（内視鏡）

　内視鏡（endoscope，本項では，顕微鏡や外視鏡との対比であるので，いわゆる「硬性鏡」を指す）は1990年代から本格的に使用されるようになり，主に下垂体の手術（経鼻経蝶形骨洞手術）を中心に発展してきた。近年，頭蓋底の広い範囲の手術に適応が拡大されてきている。Endoscopeは対象となるものに直接近づいて視野を得ることができるので，拡大率自体は大きくない。術野までの距離はおよそ2cm以内である。基本的には観察できる術野は狭く，広い術野を得るためには術野との距離を離す必要があり，そうなるとendoscopeの特長を活かしにくい。多くのendoscopeは2Dであるが，3Dのものも開発され，臨床応用されている。しかしながら，microscopeほど3Dの必要性は強く求められていない。これ

は，下垂体の手術（あるいは頭蓋底の手術）の大部分は2Dで十分施行可能なためでもある。日本ではまだ一部の施設で行われているのみであるが，2名で行う4 hand surgeryではendoscopeをホールドする医師がうまく術野を前後させながら手術を誘導するので，かなり3Dに近いイメージで内視鏡手術が行えるとされる。Endoscopeの最大の特長は視野角が0°だけでなく，30°，70°などの視野角をもつものがあることで，これを用いて，microscopeでは死角になる部分を観察したり，手術したりすることが可能である。また，microscopeとは異なり，手術は術者正面のモニタをみて行う，いわゆるheads-up surgery（look-up surgeryとよぶ場合もある）である。これが，endoscopeの手術の経験者は，次に述べるexoscopeによる手術を，あまり違和感を感じずにはじめることができると思われる理由である（表1）。

表1 Endoscope, exoscope, microscopeの特徴

	Endoscope	Exoscope	Microscope
拡大率	小さい，術野に直接近づけば大きくみえる	大きい	大きい
術野までの距離	短い（通常2cm以内）	術野までの距離を長く保てる（25～75cm）ので道具の出し入れがしやすい	術野までの距離は20～40cm
術野の広さ	広い術野は得にくい	術野からの距離を保てるので広い術野が得やすい	広い術野は得にくい
2Dか3Dか	2Dが一般的，3Dの機種も販売されている	2Dであったが，3Dも販売された	3D
人間工学的観点	前方に圧迫感を感じない	前方に圧迫感を感じない	前方に圧迫感がある
視野の方向	0°だけでなく，30°，70°などあり	視野の方向は0°のみ	視野の方向は0°
手術の方法	正面のモニタをみながら行うheads-up surgery	正面のモニタをみながら行うheads-up surgery。現在は3Dがあるので，3D眼鏡をかけて手術を行う。	鏡筒の接眼レンズをみながらの手術

Exoscope,そして3D heads-up surgeryへ

　Exoscopeは通常,外視鏡と訳される。内視鏡(硬性鏡)は鼻腔内,あるいは脳内に挿入しながら使用するが,これを体外に出して用いるのが外視鏡,というのがもともとの概念である。手術する対象物に最も近いところで術野を確保するのがendoscopeで,それを脳の表面から離れたところから拡大して観察するのがmicroscopeである。そしてその中間に位置するのがexoscopeと考えてよい。Exoscopeの原型の1つはVITOM® Spine(KARL STORZ)であり,2010年Mamelakらはこれを用いて行った手術の経験から,spineの手術に適していると述べている。Exoscopeは拡大率はmicroscopeとほぼ同じであるが,術野までの距離が25〜75cmと長いのが特長で,そのため開頭術での皮膚切開やcraniotomyなど比較的広い範囲を術野としてみせることができる(表1)。ただ,VITOM® Spineは2Dである。そのため,われわれの施設では直接これを用いて手術をするのではなく,顕微鏡手術導入前の開頭までのプロセスを医学生や研修医にみせる,いわば「天井カメラ」の補助として使用し,「よくみえる」として好評を得ている(図1)。

図1　2D exoscopeを開頭術野映像に用いた場合
①の天井カメラのviewに比べて②のexoscopeのviewは術野に垂直であり,大変みやすい。また,術者の頭がかぶってみえなくならない。

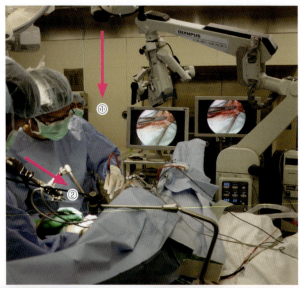

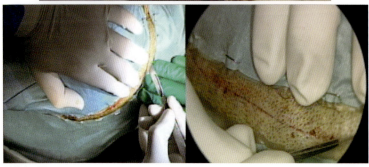

天井カメラ　　　　　　　　　　Exoscope

Exoscopeの3Dタイプが販売されるようになり，これを用いた手術の適応範囲は広がっている。文献上もVITOM 3D®（KARL STORZ）の使用経験についての論文が最近かなりの数発表されているが，現時点ではまだ，「初期の経験」の内容の論文が多い。Exoscopeはmicroscopeに比べてはるかに小さく軽いのでセッティングは楽である（図2）。また，人間工学的にも前に圧迫感がなく長時間の手術でも楽である。術野への視野の方向は，microscopeと同様，0°のみである。手術は正面のモニタをみながら行うheads-up surgeryであり，3D用の眼鏡を最初から最後までかけて手術を行う。

　Exoscopeによる3D heads-up surgeryの具体的なセットアップを図2に示す。術者の正面に3Dのモニタを設置する。Exoscopeはmicroscopeに比べて小さく，圧迫感がない。Exoscopeをユニアーム（三鷹光器）などでホールドするようにすれば，術中容易に位置を動かすことができる。これらは，endoscopeで行っている操作と同様である。術野のズームアップ，ズームダウン，フォーカス，前後左右の微調整，は図2の②にあるコントローラーで行う。④の画面は3D眼鏡をかけてみないと，2重にずれてみえる。

図2　Exoscopeによる3D heads-up surgeryのセッティング

左上側臥位で左顔面痙攣に対する微小血管減圧術の準備をしているところである。
①がexoscope。筆者がホールドしているのはexoscopeの位置を動かすためのユニアーム（三鷹光器）である。Exoscopeのコントローラーは②に示す。ライトが当たって光っているが術野は③であり，exoscopeを介しての3D映像は④に映っている。セッティングのときから3D用の眼鏡をかけて行う。

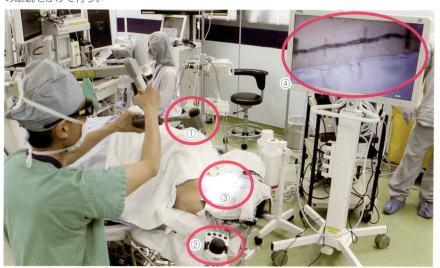

図3に左後頭蓋窩の術中の状況を，筆者の背後からみたviewと前からみたviewで示す。清潔な透明ドレープで覆われたexoscopeとコントローラーが筆者の前に確認できる。筆者は③のモニタをみながら手術を行うが3D眼鏡が必要である。研修医は術者と同じモニタで3Dでの手術の状況をみることができる。図3bでは，術者の後ろにもモニタが設置してあるが，これは患者の体位などによって設置場所を変えるのが普通である。

図4にexoscopeで行った右pterional approachによる，tuberculum sellae meningiomaの術中所見をステレオviewと2D変換で示すが，画像のレベルは通常のmicroscopeとほぼ遜色ないことがわかる。

現在，日本神経内視鏡学会などでexoscopeによる手術の報告がみられはじめたところであり，今後どのように展開していくかが注目される。最近，microscopeのメーカー各社が，顕微鏡の鏡筒部分を小さくし（あるいは，はずし）手術を3Dモニタでみながら行う，いわゆるheads-up surgeryを行うための機種を次々に発表している。この流れは脳神経外科だけにとどまらないようである。眼科，形成外科でもheads-up surgeryが話題となっており，今後かなり普及してくると思われる。

Exoscopeによる手術はheads-up surgeryであり，人間工学的には通常のmicroscopeで長時間接眼レンズをみて行う手術よりも術者は体が楽である。2Dのタイプしかなかった時期はspine surgeryくらいに応用が限られていたが，3Dになり，またモニタの解像度もさらに高性能になってきたことによって，注目度が高まっている。筆者は35年にわたってmicroscopeによる手術を行ってきたが，

図3 手術中のexoscopeとモニタの位置関係

①がexoscopeであり，そのコントローラーが②である。術者は3D眼鏡をかけ，③のモニタをみながら手術する。術者の後方では研修医が術者と同じ3D映像をみて学んでいる。また，さらに後ろにはもう1つ，3Dモニタがおいてあり，手術室内のスタッフで情報共有が行われている。

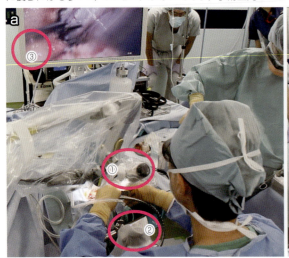
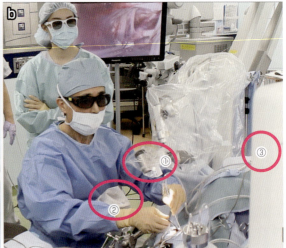

同時に，下垂体についてはendoscopeを用いてheads-up surgery（モニタをみて行う手術）も過去10年間行ってきた。そのためか，exoscopeを用いた3D heads-up surgeryについて，特に違和感なくはじめることができている。今の若手脳神経外科医にはendoscopic surgeryは人気が高く（Endoscopeの講習会はいつも満員である），heads-up surgery自体には抵抗感がないであろう。今後，さらに画像の解像度も上がってくることが予想され，人間工学的にも優れていると考えられる，exoscopeによる3D heads-up surgeryが広がりをみせることが予想される。また，手術をこれから学ぼうとする医学生や研修医については，3D heads-up surgeryは術者と同じモニタをみながら学べる点でより臨場感があり，興味をもつ者が多いと思われる。大学病院などのアカデミックな施設では教育の面からも重要な流れであろう。

図4 Exoscopeで行った右pterional approachによるtuberculum sellae meningiomaの術中写真

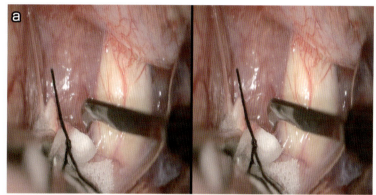

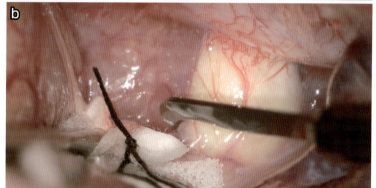

a：3Dの録画映像のワンカット。
b：aを2D変換したもの。
右の視神経とそれを押し上げるように存在するmeningiomaがよくわかる。くも膜を切っているところであるが，通常のmicroscopeと遜色のない画像所見がexoscopeでも認められる。

文献

1) Mamelak AN, Nobuto T, Berci G. Initial clinical experience with a high-definition exoscope system for microneurosurgery. Neurosurgery 2010; 67: 476-83.
2) Rossini Z, Cardia A, Milani D, et al. VITOM 3D: Preliminary experience in cranial surgery. World Neurosurgery 2017; 107: 663-8.
3) Oertel JM, Burkhardt BW. Vitom-3D for exoscopic neurosurgery: Initial experience in cranial and spinal procedures. World Neurosurgery 2017; 105: 153-62.

索 引

あ

悪性リンパ腫…………………………… 116
圧迫止血………………………………… 99
鞍上部くも膜囊胞……………………… 81
鞍上部腫瘍……………………………… 111
異常出血………………………………… 101
迂回槽…………………………………… 32
エミッター……………………………… 21

か

灰白隆起………………………………… 34
海綿静脈洞……………………………… 46
カウンタートラクション……………… 111
下角……………………………………… 30,97
下丘……………………………………… 36
顎動脈…………………………………… 42
下垂体茎………………………………… 46
下垂体手術……………………………… 9,50,102
下垂体腺腫……………………………… 9,50,102
下垂体前葉ホルモン基礎値…………… 50
下垂体部腫瘍…………………………… 20
下垂体ホルモン………………………… 50
片側顔面痙攣…………………………… 133,142
下鼻甲介………………………………… 42
眼窩内側壁……………………………… 42
鉗子操作………………………………… 59
基底槽…………………………………… 34
機能性腺腫……………………………… 51,102
基板……………………………………… 42
吸引管…………………………………… 92
吸引操作………………………………… 95
空気中手術……………………………… 149
くも膜囊胞……………………………… 76
　　──開窓術………………………… 14
経蝶形骨洞的下垂体手術……………… 9
頚椎症性脊髄症………………………… 144
経鼻頭蓋底手術………………………… 40
経鼻的経蝶形骨洞手術………………… 9,40
経皮的髄核摘出術……………………… 144
経鼻内視鏡下硬膜縫合モデル………… 26
経鼻内視鏡手術用モデル……………… 25
痙攣発作………………………………… 72
血腫除去術……………………………… 10,94
顕微鏡下手術…………………………… 125
顕微鏡支援内視鏡手術………………… 10
高PRL血症……………………………… 51
後角……………………………………… 30,97
後篩骨洞………………………………… 42
甲状腺刺激ホルモン…………………… 50
硬性鏡…………………………………… 14
高体温…………………………………… 72

さ

サクションキュレット………………… 102
三角部…………………………………… 30,97
三叉神経痛……………………………… 133
止血操作………………………………… 56
視交叉…………………………………… 34
篩骨……………………………………… 40
視床……………………………………… 34
　　──下溝…………………………… 34
　　──下部…………………………… 34
　　──間橋…………………………… 34
　　──出血…………………………… 100
　　──線条体静脈…………………… 31

室頂	36
指定難病	52
斜台	46
周術期管理	17
術後管理	17
術後出血	115
術後髄液漏	115
術後低Na血症	54
術前管理	17
術中管理	17
術中出血	115
腫瘍生検術	117
腫瘍部分摘出術	122
上顎洞	42
松果体部腫瘍	66
上丘	36
小脳出血	10, 90
上鼻甲介	42
静脈角	31
鋤骨	40
シルビウス裂	76
神経下垂体	34
神経内視鏡	8
——技術認定医	24, 161
——手術	14, 18, 24
——手術心得	165
人工髄液	68, 99
髄液リザーバ	74
髄液漏	72
水中手術	149
水頭症	8, 66, 116
髄膜炎	17
頭蓋底	9
——再建	112
頭蓋内圧	77
生検鉗子	128
成長ホルモン	50
脊髄内視鏡	144
切開操作	62
セットアップ	14, 67, 80, 105, 132
前角	30, 97
——穿刺	117
前交連	34
前篩骨洞	42
前中隔静脈	30
前庭神経野	36
穿頭	93
前頭洞	42
前尾状核静脈	30
前脈絡叢動脈	32
側脳室	30, 97, 116
側副三角	32

た

第三脳室	34, 70
第三脳室底	34, 71
——開窓術	8, 66, 79, 116
——開窓用モデル	25
体部	30, 97
第四脳室	36
チームビルディング	161
中後脈絡動脈	34
中枢性尿崩症	54
中頭蓋窩くも膜嚢胞	76, 85
中脳蓋腫瘍	66
中脳水道	36, 117
——開窓術	14
——狭窄症	66
中脳被蓋	34
中鼻甲介	42
蝶形口蓋動脈	106
蝶形骨自然孔	106
蝶形骨洞	40, 44
聴神経腫瘍	10
——摘出術	140

転移性脳腫瘍	116
透明シース	10,92
透明中隔	30
——腔	31
トルコ鞍底	44
トルコ鞍部	46,109

な

内頚動脈損傷モデル	26
内視鏡下手術	125
内視鏡支援手術	132
内視鏡視野特性	149
内側隆起	36
内大脳静脈	31,34
内分泌機能低下	52
内包膝部	30
軟性鏡	8,14,116,122
乳頭体	34,71,117
尿崩症	72
脳幹部	46
脳室近傍腫瘍	116
脳室穿刺	70,81
脳室内血腫	93
脳室内出血	90
脳室内腫瘍	14,18,116,124
——生検	14
脳脊髄液	76
脳卒中治療ガイドライン2015	90
脳動静脈奇形	91
脳動脈瘤クリッピング術	134
脳内血腫	10,90
脳梁球	32
脳梁膝部	30
脳梁吻側部	30
脳梁膨大部	32
ノンテクニカルスキル	158

は

バイポーラー	56
発熱	17
バルーニング	67
被殻出血	91
鼻腔	40,106,113
非交通性水頭症	66
皮質下出血	90
尾状核頭部	30
鼻中隔	40
鼻中粘膜	106
ファイバースコープ	14,68
副腎皮質刺激ホルモン	50
副鼻腔	106,113
プロラクチン	50
壁板	32
扁桃核	32
保険収載されている神経内視鏡手術	163

ま・や・ら

マクロ腺腫	110
マルチモニタ	16
脈絡叢	30,117
模型を用いたトレーニング	24
ユニアーム	9,18,125
腰椎椎間板ヘルニア	144
腰部脊椎管狭窄症	144
翼口蓋窩	40,44
リスクマネジメント	158,167
漏斗陥凹	34,71

英数字

- 3D heads-up surgery　176
- astrocytic tumor　116
- CSF　76
- Cushing病　52
- EndoArm　9, 14, 125, 132
- endoscope　174
- ETV　8, 66, 79, 116
  - ——success score　9, 66
- exoscope　176
- germ cell tumor　116
- glial tumor　116
- ICP　77
- Killian incision　106
- Luschka孔　36
- Magendie孔　36
- MED　144, 152
- microscope　174
- Monro孔　30, 70, 98, 122
- NOTS　158
- NOTSS　159
- off the job training　24
- onodi cell　42, 113
- optico-carotid recess　44
- PED　144, 153
- Peel-Awayシース　78, 117
- PENTS　160
- PN　144
- PRL　50
- rescue flap incision　106
- REZ　133
- to-and-fro movement　82

神経内視鏡治療　スタート&スタンダード

2019年1月10日　第1版第1刷発行

■編　集　伊達　勲　だていさお

■発行者　三澤　岳

■発行所　株式会社メジカルビュー社
〒162-0845 東京都新宿区市谷本村町2-30
電話　03(5228)2050(代表)
ホームページ http://www.medicalview.co.jp/

営業部　FAX 03(5228)2059
E-mail　eigyo @ medicalview.co.jp

編集部　FAX 03(5228)2062
E-mail　ed @ medicalview.co.jp

■印刷所　シナノ印刷株式会社

ISBN978-4-7583-1848-8 C3047

©MEDICAL VIEW, 2019.　Printed in Japan

・本書に掲載された著作物の複写・複製・転載・翻訳・データベースへの取り込みおよび送信（送信可能化権を含む）・上映・譲渡に関する許諾権は，（株）メジカルビュー社が保有しています．

・ JCOPY〈出版者著作権管理機構 委託出版物〉
本書の無断複製は著作権法上での例外を除き禁じられています．複製される場合は，そのつど事前に，出版者著作権管理機構（電話 03-5244-5088，FAX 03-5244-5089，e-mail：info@jcopy.or.jp）の許諾を得てください．

・本書をコピー，スキャン，デジタルデータ化するなどの複製を無許諾で行う行為は，著作権法上での限られた例外（「私的使用のための複製」など）を除き禁じられています．大学，病院，企業などにおいて，研究活動，診察を含み業務上使用する目的で上記の行為を行うことは私的使用には該当せず違法です．また私的使用のためであっても，代行業者等の第三者に依頼して上記の行為を行うことは違法となります．

・本書の電子版の利用は，本書1冊について個人購入者1名に許諾されます．購入者以外の方の利用はできません．また，図書館・図書室などの複数の方の利用を前提とする場合には，本書の電子版の利用はできません．